Die Medizin auf den Kopf gestellt

Die Medizin auf den Kopf gestellt
Und wenn Hamer doch Recht hätte?

von Giorgio Mambretti
und Jean Séraphin

Übersetzt von Helga Schenk
Buchumschlag Beppe Viello

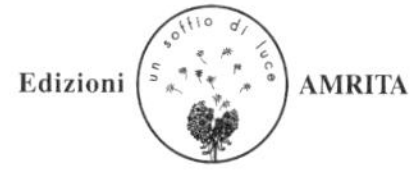

SILBERSCHNUR VERLAG

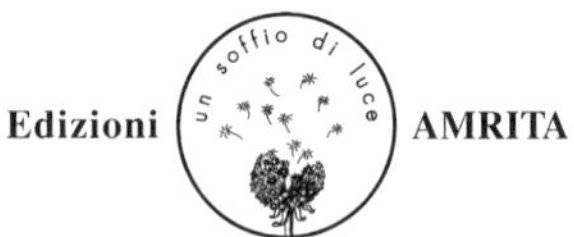

Wir freuen uns, Ihnen die Zusammenarbeit zwischen dem Verlag Silberschnur und dem italienischen Verlagshaus Amrita in Form gemeinsamer Veröffentlichungen bekanntgeben zu können. Die beiden Verlage vereinen mit dieser Aktion ihre Kräfte zwanzigjähriger Erfahrung und dieselbe Leidenschaft für gute Bücher, in der Absicht, deutschen Lesern Gelegenheit zu bieten, in Kontakt mit außergewöhnlichen Autoren zu kommen - und zwar nicht nur über ihre Werke, sondern auch über Treffen, Konferenzen und Ausbildungsseminare.

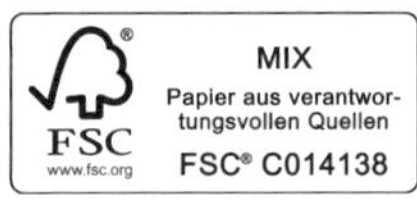

ISBN 978-3-89845-195-6
Druck: Finidr, s.r.o. Cesky Tesin

1. Auflage 2002 Edizioni Amrita
2. Auflage 2008 Silberschnur Verlag
3. Auflage 2010 4. Auflage 2013 5. Auflage 2022

Verlag "Die Silberschnur" GmbH · Steinstraße 1 · D-56593 Güllesheim
www.silberschnur.de · E-Mail: info@silberschnur.de

AN UNSERE LESER

Die von uns veröffentlichten Bücher sind unser Beitrag zu einer neu entstehenden Welt, die mehr auf Zusammenarbeit als auf Konkurrenz beruht, mehr auf der Wertschätzung des menschlichen Geistes als auf Selbstzweifeln, vor allem aber auf der Überzeugung, dass zwischen allen Menschen eine Verbindung besteht. Unser Ziel ist es, das Leben möglichst vieler Menschen mit der Botschaft von Hoffnung auf eine bessere Welt zu erreichen.

In unseren Büchern stecken viele Stunden sorgfältiger Arbeit und eingehender Forschungen: von der Auswahl des zu publizierenden Materials (durchgeführt von speziellen Lesegruppen) bis hin zur gewissenhaften Übersetzung und den gründlichen, oft langen Nachforschungen der Redaktion.

Wir würden uns wünschen, dass die Leser sich dessen bewusst sind, um somit über den Inhalt des Buches hinaus auch die Liebe und Hingabe, die zu seiner Entstehung beigetragen haben, auskosten zu können.

Die Herausgeber

WARNUNG

Dieses Buch entstand aus der Interpretation der Entdeckungen Dr. Hamers durch die Autoren und kann deshalb Abweichungen von den ursprünglichen Formulierungen enthalten.

Auch die kleinen Geschichten, die als Beispiel dienen, stammen von Hamer.

Viele davon sind bereits so bekannt, dass es schwierig ist, herauszufinden, in welchem Werk Hamers sie zum ersten Mal erwähnt werden; die meisten wurden von den Autoren auf Kongressen, Konferenzen und Seminaren gesammelt.

Außerdem würden penible bibliographische Nachforschungen über den bewusst populärwissenschaftlichen Charakter dieser Arbeit hinausgehen, sofern der Leser darüber informiert ist, dass die Entdeckungen und die meisten der erläuternden Beispiele von Dr. Hamer stammen und eventuelle Abweichungen von den ursprünglichen Formulierungen auf Interpretation der Autoren zurückzuführen sind.

Meiner Mutter Madeleine
Jean Séraphin

Dieses Buch ist das Ergebnis meiner eigenen Erfahrung. Viele haben mir Mut gemacht und mir geholfen. Ihnen allen möchte ich mit innigstem Dank diese Seiten widmen:

meinem Meister und Freund John; meinen Freunden und Meistern: Christian, Regis, Annik und Jean Pierre, Jacques, Hive, Hervé und Marie-Christine; meinen Weggefährten: Gérard, Emanuela und Oscar, Paule und François, Monique und Robert; meiner Familie: Edvige, Roberto, Marcella und Chiara; sowie meiner "Wunderlampe" Liliana.

Aus tiefstem Herzen möchte ich außerdem allen danken, die mir geholfen haben, ohne dass ich mir dessen bewusst war.

Giorgio Mambretti

Hiermit möchten wir Dr. Hamer, Christian F., Marc F. und Dr. Claude S. unseren herzlichsten Dank dafür aussprechen, dass sie uns in ihren Seminaren die Früchte ihrer jahrelangen Untersuchungen und Forschungen vermittelt haben, ohne die wir dieses Buch nicht hätten schreiben können; möge es allen, die es lesen, dabei helfen, ihren Weg wiederzufinden.
Besonderen Dank an Dr. Carlo Amerio für seine wertvolle Mitarbeit.

INHALT

VORWORT

"Als ich ein Kind war, konnte ich noch großzügig sein;
seit ich zu einem zivilisierten Wesen geworden bin, habe ich diese Gabe vergessen.
Damals lebte ich auf natürliche Weise, heute spielt sich mein Leben in einer künstlichen Welt ab.
Jeder schöne Stein war in meinen Augen wertvoll;
jedem Baum, der da wuchs, begegnete ich mit Achtung.
Heute verneige ich mich zusammen mit dem weißen Mann
vor einer gemalten Landschaft, deren Wert in Dollar gemessen wird."
(Ohiyesa, zeitgenössischer indianischer Schriftsteller)

Eines schönen Tages ging Dr. Hamer mit ein paar Freunden in der Nähe der österreichischen Grenze spazieren und stieß dabei auf ein kleines Schlösschen, das es ihm sofort angetan hatte und in dem er gerne gearbeitet hätte. Er beschloss also, den Bürgermeister des Dorfes aufzusuchen, um mehr über das Schloss zu erfahren. Dabei begegnete ihm dessen Frau.

«Guten Tag, ich bin Dr. Hamer», sagte er und streckte ihr die Hand zum Gruße entgegen.

Da leuchtete das Gesicht der Frau auf, und sie lächelte ihm zu: «Lieber Herr Doktor, ich bin ja so glücklich, Sie zu treffen; Sie haben mir das Leben gerettet!» Hamer hatte sie nie zuvor gesehen oder je von ihr gehört.

«Vor zwei Jahren», erzählte sie weiter, «wurde bei mir Leukämie diagnostiziert, und die Ärzte teilten mir mit, dass sie nichts mehr für mich tun könnten. Daraufhin habe ich eine schreckliche Zeit durchgemacht und war völlig durcheinander, bis mir ein Mann aus dem Dorf eines Ihrer Bücher brachte. Ich habe es in einem Zug durchgelesen und begriffen, dass Leukämie eine Heilungsphase darstellt. Von dem Moment an habe ich keine Arzneimittel mehr eingenommen und angefangen, in mir selbst nachzuforschen, was wohl die Konflikte gewesen sein könnten, die mich dazu gebracht hatten, krank zu werden. Nachdem ich sie aufgedeckt und gelöst hatte, achtete ich besonders aufmerksam darauf, nicht wieder in dieselbe Falle zu tappen. Wie Sie sehen, lieber Doktor, bin ich dank Ihnen bei bester Gesundheit.»

Wir haben uns lange Gedanken über den Aufbau und den Leserkreis dieses Buches gemacht und uns schließlich entschieden, unser Bestes zu tun, es so einfach und verständlich wie möglich zu gestalten. Dadurch wollen wir möglichst vielen Lesern Gelegenheit geben, den Schlüssel zu finden, um aus dem dunklen Tunnel herauszukommen, in den sie geraten sind, und wieder Licht und Lebensfreude zu finden.

Dr. Hamer ist der Meinung, dass die *Neue Medizin* in nur zwei Tagen an der Universität gelehrt werden könnte; und er hat Recht. Seine Grundgesetze sind so einfach und offensichtlich, dass man sich fragen muss, warum niemand schon früher darauf gekommen ist.

Die Antwort lässt sich möglicherweise aus dem Begriff "Evolution" selbst ableiten: Damit eine neue Entdeckung ans Licht kommen kann, muss die Zeit dafür reif sein und die Menschheit, oder zumindest ein Teil davon, ein gewisse Stufe der Entwicklung und der Reife erreicht haben, um bereit zu sein, sich dieser Entdeckung zu bedienen. Ein Höhlenmensch wüsste nicht, was er mit einem Auto anfangen sollte! Alles folgt einem höheren Plan, der weit über unsere Vorstellungskraft hinausgeht. Es bleibt uns nichts anderes übrig, als ihn anzunehmen und demütig zu sagen: «Danke, Dr. Hamer!»

Wir werden im Folgenden auf die verschiedenen "Gesetze" der *Neuen Medizin* eingehen, auf die mit den wichtigsten Organen verbundenen Konflikte und auf einige der häufigsten Krankheiten.

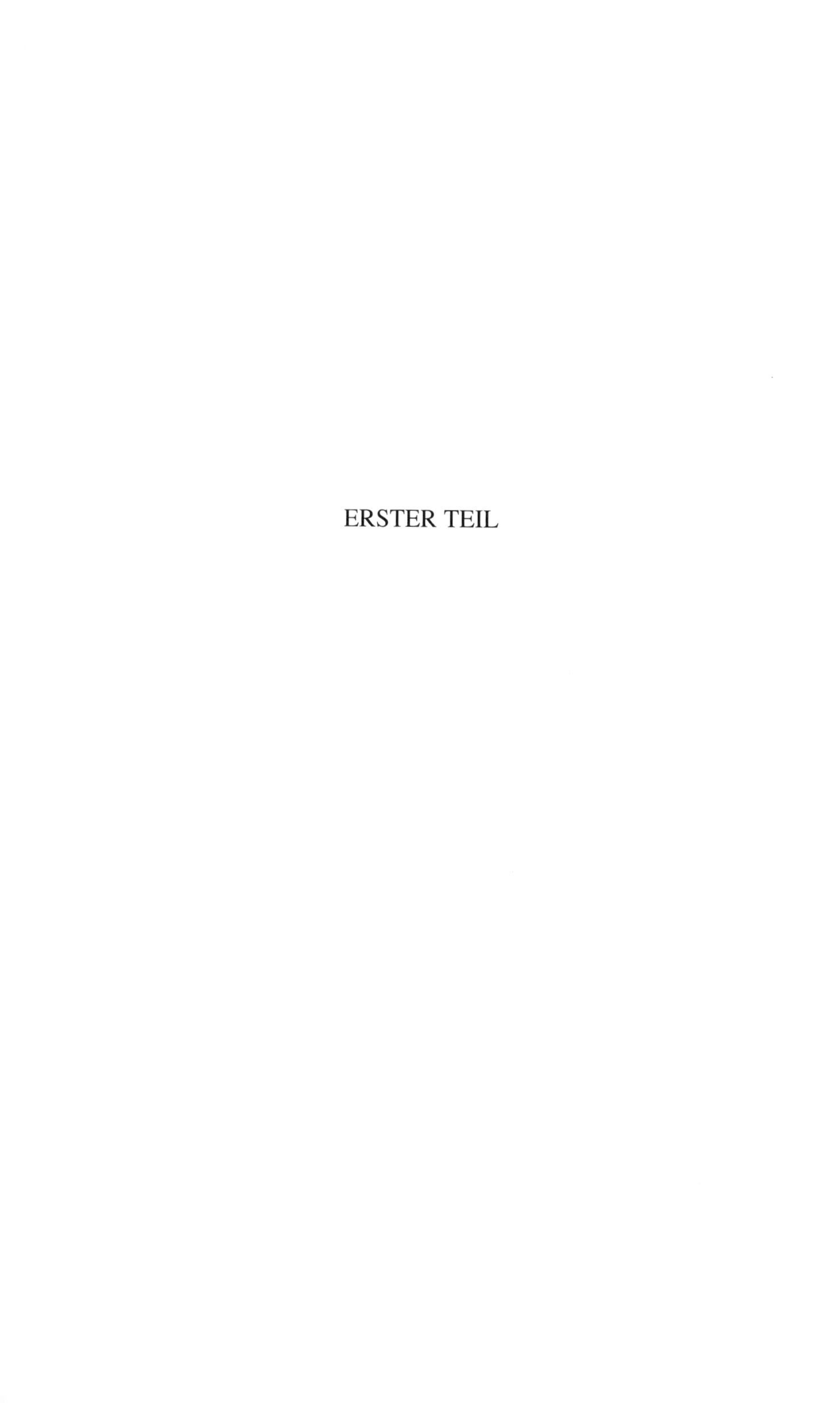

ERSTER TEIL

KAPITEL I

Dr. Ryke Geerd Hamer*: die Geschichte eines Pioniers

Wenn du etwas machst,
hast du alle gegen dich, die dasselbe machen,
hast du alle gegen dich, die das Gegenteil machen,
hast du alle gegen dich, die nichts machen.

Vor vielen, vielen Jahren sahen die Bewohner der Ebenen, die beim Morgengrauen aufstanden, um sich zur Feldarbeit aufzumachen, und zum Himmel hinaufschauten (außer bei Nebel natürlich) einen wunderbaren Feuerball, der im Osten aufging und sich ganz langsam über den Himmel schob. Kein Hindernis schränkte ihre Sicht ein, außer vielleicht ein Baum, hinter dem sie jedoch den Blick unendlich weit über den Horizont schweifen lassen konnten. Während die Stunden verstrichen, beschrieb die Sonne ihre Bahn am Firmament, und der Sonnenuntergang zeigte an, dass es Zeit zum Heimgehen und der Tag zu Ende war. Nach dem Abendessen warfen sie noch einen kurzen Blick zum Himmel hinauf, um zu sehen, wie wohl das Wetter am nächsten Tag sein würde. Der Mond und die Milliarden von Sternen veränderten jeden Tag ihre Position. Alles drehte sich um diese Menschen

*Anmerkung der Übersetzerin: Da es sich bei Mambretti und Séraphin um einen italienischen bzw. französischen Autor handelt, möchte ich darauf hinweisen, dass die Zitate aus Hamers Werken zurückübersetzt wurden und daher vom Original leicht abweichen können.

auf der flachen unendlichen Ebene. Doch dann kam ein Mann, der lauter Fragen aufwarf und überzeugt war, die Antworten darauf finden zu können. Er werkte mit Glasstücken herum, und es gelang ihm, sie in einem langen Holzrohr anzuordnen, das er zum Himmel hinauf richtete. Sein Name war Galileo Galilei. Und nichts war von jenem Zeitpunkt an mehr wie vorher. Er sagte, die Erde sei nicht flach, sondern rund. Er sagte, die Sonne stehe still, und die Erde drehe sich um sie herum. Unter seinen hochrangigen Zeitgenossen sorgte er für solchen Aufruhr, dass er, um am Leben zu bleiben, allem abschwören musste... Interessanterweise ist dieses seltsame Schicksal vielen Erneuerern gemein!

Mit gutem Recht kann Hamer auf dem Gebiet der Medizin mit Galilei verglichen werden. Trotz der vielen Angriffe, denen er ausgesetzt war, hat er als pflichtbewusster Mensch immer weitergemacht und sich in dem Bewusstsein, dass das Verständnis seiner Entdeckungen nur eine Frage der Zeit ist, nicht von seinem Weg abbringen lassen.

Hamer wird 1935 im Rheinland geboren. Sein Vater ist protestantischer Pastor, seine Mutter kommt aus einer Familie florentinischen Ursprungs, eine optimale Mischung aus Beharrlichkeit und Dickköpfigkeit einerseits sowie Fantasie und Herz andererseits. Seinen Studienabschluss macht er ihn Theologie, Physik und Medizin. Danach spezialisiert er sich auf Psychiatrie, Neurologie und innere Medizin. Seine Doktorarbeit macht er über Gehirntumoren. Nach fünfzehnjähriger Praxistätigkeit heiratet er eine Medizinstudentin, mit der er vier Kinder haben wird. Was ihn in dieser Lebensphase am meisten fasziniert, ist die Forschung über den Ursprung von Psychosen. Anstoß dazu gibt ihm vor allem seine Betroffenheit über die dramatische Situation der Patienten in den geschlossenen Abteilungen der Psychiatrie. Doch die Ereignisse, die das Leben für ihn bereit gestellt hat, führen dazu, dass er seine Studien unterbrechen muss. Zehn Jahre später wird er dann wieder zu ihnen zurückkehren – bereichert durch ein neues Krankheitsverständnis, zu dem er durch seine Untersuchungen im Bereich der Krebsforschung gelangt ist.

Am 18. August 1978 wird sein neunzehnjähriger Sohn Dirk, der in einem Boot schläft, das im kleinen Hafen der Insel Cavallo bei Korsika vor Anker liegt, durch einen Gewehrschuss schwer verletzt.

Nach einhundertelf Tagen Agonie stirbt Dirk in den Armen seines Vaters – ein furchtbarer Schock. In den darauffolgenden Wochen erkrankt Hamer an Hodenkrebs, doch aufgrund seines schulmedizinischen Hintergrunds wagt er nicht gleich, einen direkten Zusammenhang zwischen der Krankheit und dem erlittenen Trauma zu sehen und wird von seinem Onkologen brutal mit der Diagnose konfrontiert: «Dr. Hamer, Sie haben Krebs und haben eine etwa 20%ige Überlebenschance.»

Trotz seiner Krankheit arbeitet Hamer weiter in der gynäkologischen Abteilung eines Münchner Krankenhauses, in der zirka zweihundert krebskranke Patientinnen behandelt werden. Mit viel Feingefühl befragt er nach und nach die Patientinnen zu ihren Krankheiten und findet heraus, dass sie alle, wie er, in den Monaten vor Auftreten des Tumors ein schweres Trauma erlitten hatten. Da er es wagt, im bayrischen Fernsehen über seine Entdeckung zu reden, bekommt er vom Krankhaus die Kündigung. Zu diesem Zeitpunkt hat Hamer aber bereits ein Dossier mit zweihundert Anamnesen (Krankheitsgeschichten) angelegt und geht seinen Forschungen in einer anderen Klinik in Köln weiter nach, in der hauptsächlich Lungenkrebspatienten behandelt werden. Dort stellt er fest, dass Lungenkrebs nicht durch Tabak verursacht wird, da es sich bei der Hälfte der Kranken um Nichtraucher handelt. Darüber hinaus entdeckt er dieselbe Ursache-Folge-Beziehung zwischen Schockerlebnis und Ausbruch von Krankheiten, wie er sie bereits in München beobachten konnte. Nur dass es sich in diesem Fall um eine andere Art von Trauma, als dem in der Gynäkologie beobachteten, handelt.

Im Herbst 1981 legt Hamer an der medizinischen Fakultät der Universität Tübingen, an der er studiert und seinen Abschluss gemacht hat, seine Habilitationsschrift vor, der er zweihundert Krankenblätter und eine detaillierte Beschreibung von siebzig Fällen beifügt, die von den zuständigen Ärzten der verschiedenen Abteilungen nach Überprüfung seiner Thesen gegengezeichnet worden waren. Sein ehemaliger Professor sagt darauf scherzhaft: "Hamer, das ist zu schön, um wahr zu sein. Aber auch wenn es so wäre, scheint es nahezu unmöglich, dass gerade du das entdeckt hast. Aber Spaß beiseite, wir müssen das sofort überprüfen, hier auf meiner Station." Doch, ohne irgendeinen Grund anzugeben, erlaubt die Fakultät die Überprüfung der Daten nicht, und im Mai

1982 sind plötzlich alle Krankenblätter verschwunden. Den einhundertfünfzig Ärzten der medizinischen Fakultät der Universität Tübingen zufolge waren Dr. Hamers Entdeckungen nicht reproduzierbar und damit auch nicht wissenschaftlich.

Von jenem Moment an beginnt für Dr. Hamer ein Spießrutenlaufen, das schließlich 1986 seinen Höhepunkt erreicht, als ihm die ärztliche Approbation mit der Begründung entzogen wird, er weigere sich, von seiner "eisernen Regel des Krebses" (Bezeichnung Hamers für die von ihm entdeckte Ursache-Folge-Beziehung. Nachdem Hamer bei sich selbst seine Entdeckungen angewandt hat, geht es ihm heute gesundheitlich ausgezeichnet.) Abstand zu nehmen und zur Schulmedizin zurückzukehren. Dieses Urteil wird vom Gericht wegen "mutmaßlicher Demenz" bestätigt. Er wird bis zum 9. Dezember 1989 warten müssen, bis seine Entdeckungen in einem von Prof. J. Birkmayer unterzeichneten Protokoll schließlich anerkannt werden. Prof. Birkmayer ist Doktor der Chemie und der Medizin und Lehrstuhlinhaber für Krebsforschung an der Universität Wien. Doch das reicht nicht aus, um dem Dauerboykott seitens der Schulmedizin Einhalt zu gebieten oder einem seiner ständigen Anträge auf Rehabilitation und Rückgabe seiner ärztlichen Approbation stattzugeben. Es wird also klar, dass Dr. Hamer einfach zu unbequem ist, denn zu viele Interessen stehen dabei auf dem Spiel: wirtschaftliche, ideologische und Machtinteressen. Das führt soweit, dass er 1997 zu einer Gefängnisstrafe verurteilt wird, weil er trotz des Verbots der Berufsausübung als Mediziner einem Kranken Ratschläge gegeben haben soll.

Hamer bringt fast ein Jahr im Gefängnis zu und geht aus dieser Erfahrung stärker denn je hervor. Am 8. und 9. September bestätigt die Universität Trnava in der Slowakei offiziell die erfolgte Überprüfung der Ergebnisse der *Neuen Medizin*.

Mehr darüber können Sie auf folgenden Internetseiten erfahren:
http://www.pilhar.com
www.multimania.com/biologie

DIE WAHRE NEUHEIT

Die Alternativmedizin oder sanfte Medizin beschränkt sich häufig darauf, andere therapeutische Lösungen *auf derselben*

Basis wie die moderne Medizin anzubieten: Es wird davon ausgegangen, dass die Krankheit etwas Schlimmes, Böses, Unsinniges, Gefährliches ist. Und die einzige Lösung besteht darin, sie zu beseitigen, sei es nun auf sanfte oder gewaltsame Weise.

Hamers Entdeckungen eröffnen uns dagegen ein völlig anderes Weltbild: *Die Krankheit ist die entsprechende Reaktion des Gehirns auf ein Trauma von außen und ist Teil eines Überlebensprogramms unserer Spezies.*

Nach Auflösung des Traumas erfolgt die Umkehrung des vom Gehirn ausgegebenen Befehls, und der Mensch tritt in die "Reparationsphase" ein.

Den Sinn der Krankheiten aufzudecken, ist etwas vom Faszinierendsten und Nützlichsten, das man sich vorstellen kann. Hier geht es nicht darum, an den Weihnachtsmann zu glauben, sondern darum, einen Schleier in Bezug auf die Funktionsweise des menschlichen Wesens zu lüften.

Hamers Erkenntnisse lassen sich in fünf Grundgesetzen beschreiben, auf die wir im Folgenden noch näher eingehen werden. Sie basieren auf:

- seiner eigenen Erfahrung als Krebskranker,
- der Auswertung von über zwanzigtausend Fällen unterschiedlicher Pathologien (von Warzen bis AIDS, von Psychosen bis Leukämie, von Multipler Sklerose bis Diabetes) im Hinblick auf einen gemeinsamen Nenner, ein auslösendes Schockerlebnis,
- Forschungen über die Evolution der ersten Zelle, die dazu bestimmt ist, ein komplexes Individuum zu werden.

Damit eine Hypothese zu einem wissenschaftlichen Gesetz wird, muss sie immer reproduzierbar sein, sonst bleibt sie nur eine Hypothese: Wasser kocht bei gleichem Luftdruck immer bei hundert Grad.

Die fünf Grundgesetze der *Neuen Medizin* sind inzwischen, außer von Dr. Hamer, auch von einer Vielzahl anderer Mediziner und Therapeuten in halb Europa an Tausenden von Patienten nachgewiesen worden, und immer haben sie sich als exakt und reproduzierbar - und damit als wissenschaftlich erwiesen.

KAPITEL II

Die fünf Grundgesetze oder die Medizin auf den Kopf gestellt

«Seit Tausenden von Jahren hat die Menschheit die Erfahrung gemacht, dass letztendlich alle Krankheiten psychischen Ursprungs sind, und das ist inzwischen zu einer wissenschaftlichen Tatsache geworden, die sich fest im universellen Bewusstsein verankert hat. Nur die moderne Medizin macht aus uns beseelten Wesen einen Sack voller chemischer Formeln.»

Dr. Ryke Geerd Hamer

Die fünf Grundgesetze sind zusammen mit dem Leben entstanden und sind im genetischen Code jedes lebendigen Organismus enthalten: Pflanzen, Tiere und der Mensch folgen denselben biologischen Gesetzen.

DAS 1. GRUNDGESETZ: DIE EISERNE REGEL DES KREBSES "DAS SCHOCKERLEBNIS ALS AUSLÖSER"

Jede Krankheit wird durch ein emotionales Trauma verursacht, das uns unvorbereitet trifft, von dem wir überrumpelt werden, das wir isoliert erleben und von dem wir nicht wissen, wie wir es lösen sollen. Die Intensität des Traumas, die "Färbung" des dabei empfundenen Gefühls, bestimmen, welcher Hirn-bereich und welches dem entsprechende Organ betroffen sein wird sowie den Schweregrad der Krankheit.

Zur Erhaltung seiner Spezies hat der Mensch mit der Zeit biologische Überlebensprogramme entwickelt, die zu Automatismen geworden und im Hirn und in den Zellen gespeichert sind.

Nehmen wir als Beispiel einen Bauern, der in der Sonne Wein erntet. Seine Haut wird rot, doch zu Hause angelangt, gibt das Gehirn bei Nacht den Befehl aus, Melanin in Umlauf zu setzen. Damit beginnt die Bräunung der Haut, die somit geschützt ist und von den Sonnenstrahlen nicht weiter verbrannt werden kann. Es handelt sich dabei um einen biologischen, programmierten und automatischen Prozess.

Bei den Tieren ist dieselbe Form von Programmierung vorhanden, bei der es vor allem um das Überleben und die Arterhaltung geht.

Die Löwenmutter

Nach der Geburt ihrer Jungen wird die Löwin während der ganzen Stillzeit nicht mehr läufig. Sie ist in erster Linie Mutter, nicht die Frau des Löwen. Doch der König der Tiere ist mit dieser Situation überhaupt nicht zufrieden, denn seine einzige biologische Funktion besteht darin, den Fortbestand seiner Art sicherzustellen und sich erneut mit der Löwin zu paaren. Der Löwe ist eine Art Spermienfabrik und hat etwa einhundertfünzig Paarungsakte pro Woche zu verzeichnen. Häufig versucht er, die Jungen zu töten, und wenn es ihm gelingt, führt das bei der Löwin sofort zu einem Konflikt durch Herabsetzung ihres Selbstwertgefühls, weil sie nicht in der Lage war, die Jungen zu beschützen und somit keine gute Mutter war. Das wiederum löst eine Nekrose der Eierstöcke aus. Aber mit der Zeit überwindet sie ihr Problem und gegen die Nekrose bilden sich Zysten auf den Eierstöcken, deren Funktion in der Steigerung der Östrogenproduktion besteht, damit sie wieder läufig wird und eine erneute Paarung erfolgen kann. Es handelt sich hier um eine biologische Programmierung, die auf die *Phylogenese*, die Entwicklungsgeschichte, zurückgeht.

Zur Markierung ihres Territoriums und zur Kennzeichnung ihres Anspruchs darauf setzen die Tiere entlang der Grenzen ihres Reviers durch Urinabsonderung Duftmarken. Dazwischen defäkieren sie und bedecken ihre Exkremente. Der Mensch verhält sich ebenso, doch da er sich als zivilisiertes Wesen betrachtet, hat er die Toilette erfunden, um sein Geschäft immer an derselben Stelle verrichten zu können. An der biologischen Funktion des Urinierens und Defäkierens hat sich jedoch nichts geändert. Das zeigt sich beispielsweise darin, dass die meisten Leute, die in Urlaub fahren, während der ersten Tage unter Verstopfung leiden, weil sie sich von ihrem eigenen Territorium entfernt haben. Sie brauchen nur dorthin zurückzukehren, und alles klappt wieder wie zuvor (natürlich nur, wenn sie ihr Zuhause tatsächlich als ihr "Territorium" ansehen).

Das erinnert uns an einen Mann, der jede Nacht drei- bis viermal aufstand, um zu urinieren. Beunruhigt durch diesen Zustand begab er sich zum Arzt, um sich eingehend untersuchen zu lassen. Die Analysen und Untersuchungen ergaben nichts Außer-gewöhnliches. Sein Problem hatte kurze Zeit nach dem Einzug einer kinderreichen und lauten Familie im Stockwerk über ihm begonnen, die die Angewohnheit hatte, jeden Abend bis spät in die Nacht hinein Feste zu veranstalten. Wie erlebte unser Freund diese Situation? Für ihn war es, als ob seine Nachbarn vom Stockwerk über ihm jede Nacht in sein Territorium, seine Privatsphäre, eindringen würden, und in seinem Gehirn löste das den Befehl aus, aufzustehen und pinkeln zu gehen, um sein Revier zu "markieren" und ihn so vor der akustischen Invasion seiner Nachbarn zu schützen. Auch hier haben wir es wieder mit einem biologischen Prozess zu tun. Hätte unser Freund den Einzug seiner neuen Nachbarn nicht als Konflikt erlebt, wäre es gar nicht dazu gekommen.

An diesem Beispiel wird ein äußerst wichtiges Konzept erkennbar: die Existenz einer untrennbaren Dreiheit aus: **Psyche-Gehirn-Körper**, drei Bereichen, die immer zusammenwirken! Solange sich die Medizin beharrlich darauf beschränkt, sich nur um die Zelle zu kümmern und dabei vergisst, dass der Mensch als Ganzes aus Gefühlen (jeder erlebt die Ereignisse in seinem Leben auf ganz individuelle Weise), dem Gehirn (unserer Steuerzentrale für das Überleben und die Erhaltung der Art) und dem Körper (dem einzigen dem Gehirn zur Verfügung stehenden Aktionsfeld) besteht, wird sie nie die Bedeutung von Krankheiten, geschweige denn die Gesetze verstehen können, denen sie unterliegen.

Wie funktionieren diese drei Bereiche?

Nehmen wir einmal an, eine Person geht im Gebirge spazieren, spielt Tennis, geht eine Stunde schwimmen oder macht verschiedene Übungen im Fitness-Club. Wenn unser Sportler dann nach Hause kommt, hat er Zucker in seinen Muskeln verbraucht, doch seine Psyche weiß Bescheid und informiert das Gehirn, das wiederum den Beinen befiehlt, in die Küche zu gehen, den Händen, sich ein Brot zu machen, dem Magen, das Brot zu verdauen und dem Darm, die Nährstoffe daraus aufzunehmen, um die Muskeln wieder mit Zucker zu versorgen. Wir erleben das doch jeden Tag mit Kindern: Sie spielen und essen.

Versuchen Sie nun, die Augen zu schließen und sich vorzustellen, Sie hätten eine Zitronenhälfte in der Hand. Stellen Sie sich das leuchtende Fruchtfleisch vor, den feinen Duft, die frische Zitronenschale auf Ihrer Haut. Stellen Sie sich vor, Sie würden jetzt hineinbeißen, spüren Sie den sauren Saft auf ihrer Zunge und wie er dann langsam in den Hals hinunterrinnt. Was ist Ihre Reaktion darauf? Ihre Speichelabsonderung nimmt zu, denn Ihr Gehirn gibt dem Körper den Befehl, den Magen auf das Eintreffen des Zitronensaftes vorzubereiten und schon mal mit der Verdauung zu beginnen, auch wenn Sie in Wirklichkeit noch keinen einzigen Tropfen Zitronensaft geschluckt haben.

Das Gehirn ist also nicht in der Lage, zwischen dem wirklichen und dem symbolischen Ereignis, zwischen Wirklichkeit und Vorstellung zu unterscheiden.

Der schwer verdauliche Brocken

Ein Rudel Wölfe geht in einem Waldstück jagen. Das Futter ist knapp, doch plötzlich findet einer der Wölfe die Keule eines wilden Kaninchens, das vor wenigen Tagen gestorben ist. Damit die anderen sie ihm nicht wegschnappen können, verschlingt er sie in aller Eile mit Haut und Haaren. Doch die Keule ist zu groß und liegt ihm schwer ihm Magen. Der Wolf befindet sich in Lebensgefahr, denn solange er die Keule nicht verdaut, kann er nichts anderes zu sich nehmen. Es handelt sich um einen Notfall, von dem er nicht weiß, wie er ihn lösen soll. Doch sofort macht sich das Gehirn ans Werk und befiehlt dem Körper, im Magen genau an der Stelle, an der sich der Knochen der Keule befindet, eine Zellwucherung in Gang zu setzen. Es handelt sich dabei um einen Tumor! Doch alles hat einen Sinn. Denn das, was uns zunächst als ausweglose Krankheit erscheint, ist in Wirklichkeit die perfekte Lösung des Gehirns für das Überleben des Wolfs. Tatsächlich konnte anhand von Laboruntersuchungen gezeigt werden, dass Tumorzellen des Magens eine erhöhte Menge von Salzsäure absondern und dadurch die Verdauungsgeschwindigkeit gegenüber den normalen Zellen um drei bis zehn Mal gesteigert wird. Auf diese Weise kann also der Knochen schneller verdaut werden und der Wolf überleben. Ist der Alarm vorüber und die Gefahr gebannt, gibt das Gehirn dem Körper den Befehl, den Tumor wieder zu zerstören (über welche Mechanismen werden wir später noch sehen). Der Wolf kann damit wieder zu seinem Rudel zurückkehren und weiter jagen.

Der fünfzigjährige Mario B. hat sein ganzes Leben lang mit Hingabe in einer kleinen Büromöbelfirma gearbeitet. Eines Morgens, als er zur Arbeit kommt, wird er zum Besitzer gerufen, der ihm ohne große Umschweife mitteilt, dass er entlassen ist. Mario B. ist völlig vor den Kopf gestoßen und kann sich einfach den Grund nicht erklären. Kurz danach entdeckt er, dass der Sohn des Besitzers seine Stelle bekommen hat. Eine solche Gemeinheit hätte er nie erwartet, und er drückt es folgender-maßen aus: «Auf diese Weise gekündigt zu werden, ist mir auf den Magen geschlagen!» Sofort wird dieser Gedanke vom Kopf ans Gehirn weitergeleitet, das den Magenzellen befielt, eine Zellwucherung auszulösen, d.h. einen Tumor zu produzieren, um den schwer verdaulichen Brocken, der das Leben von Mario B. bedroht, verdauen zu können!

Wir sind auf Überleben und Erhaltung der Spezies programmiert. Das Gehirn macht dabei keinen Unterschied zwischen Wirklichkeit (die Kaninchenkeule, die dem Wolf schwer im Magen liegt) und Vorstellung (die Kündigung von Mario B., die ihm auf den Magen schlägt). Die Krankheit ist damit aus biologischer Sicht für das Überleben die perfekte Lösung des Gehirns.

Mario kann das Problem lösen, indem er sein emotionales Trauma überwindet oder “den praktischen Weg” wählt und sich eine neue Arbeit sucht.

Wenn Mario weder in der Lage ist, sein Trauma zu überwinden, noch eine andere Arbeit zu finden, wird das Gehirn aktiv und macht sich, bevor Mario seine ganze Energie verbraucht, um den schwer verdaulichen Brocken zu "verdauen", am Magen ans Werk, auf dem einzigen Aktionsfeld, das ihm zur Verfügung steht. Es greift mit dem einzigen Mittel ein, mit dem sich das Problem auf die Schnelle lösen lässt: mit einem Tumor! Paradoxerweise ist der Magentumor damit die extreme biologische Lösung, um das Leben von Mario B. zu retten!

Doch Mario hätte das emotionale Trauma seiner Kündigung auch auf andere Weise erleben können (denn jeder von uns hat seine persönliche Geschichte, Erziehung und Vergangen-heit). Er hätte folgendermaßen reagieren können:

- «Ich bin wütend, weil es einfach so ungerecht ist.» mit entsprechender Erkrankung der Gallenwege.
- «Mir ist der Brocken im Hals steckengeblieben.» mit Erkrankung der Speiseröhre.
- «So eine Gemeinheit kann man einfach nicht durchgehen lassen.» mit Erkrankung des Dünndarms.
- «Das war eine absolute Schweinerei, die er da mit mir gemacht hat.» mit Erkrankung des Kolon.
- «Ich habe Angst, keinen geeigneten Platz mehr für mich zu finden.» mit Erkrankung der Bronchien.
- «Alles bricht über mir zusammen.» mit Erkrankung der Nieren.
- «Ich fühle mich jetzt so wertlos.» mit Erkrankung der Knochen.

Jedes Mal, wenn ein Mensch im Laufe seines Lebens ein emotionales Trauma erlebt, das mit folgenden Erscheinungen einhergeht:

- **es wird als dramatischer Schock empfunden (mit der ganzen möglichen Variationsbreite, d.h. ein starkes Gefühl wird offensichtlichere Folgen haben als ein kleiner Ärger. Je nach Intensität des dramatischen Schockerlebnisses reichen die Folgeerkrankungen von Bronchitis bis zu Lungenkrebs);**
- **es trifft uns unvorbereitet, wie ein Blitz aus heiterem Himmel, wir sind darauf nicht gefasst;**
- **das Gefühl ist stärker als alle vernünftigen Erklärungen;**
- **es wird von uns ganz allein erlebt und wir grübeln ständig darüber nach (auch wenn die anderen wissen, was uns passiert ist, weiß keiner, was wir dabei empfunden haben);**

- **es findet sich keine befriedigende Lösung;**

dann und nur dann tritt das Gehirn in Aktion, um ein biologisches Sonderprogramm für das Überleben des Menschen in Gang zu setzen.

Die Intensität des erlebten Schocks bestimmt den Schweregrad der Krankheit, während die Art des dabei empfundenen Gefühls die Lokalisierung der Krankheit im Körper festlegt.

Krankheit ist damit nichts anderes als eine gleichzeitige Unausgeglichenheit auf allen drei Ebenen – Psyche, Gehirn und Organe – infolge eines emotionalen Traumas.

Ohne Konflikt gibt es keine Krankheit. Wenn man sich dessen bewusst wird, hat man schon den ersten Schritt in Richtung Heilung getan.

Der "Lebensrettungs-Turbo"

Sie fahren gemütlich auf einer Landstraße dahin und genießen die Natur um sich herum. In jeder Kurve tut sich Ihnen im schimmernden Licht der warmen Frühlingssonne eine neue Landschaft auf. Von weitem können Sie schon einen großen Laster erkennen, der langsam auf der Landstraße dahinkriecht. Schon kurze Zeit später hängen Sie hinter ihm fest. Sie möchten ihn gerne überholen, aber es kommt eine Kurve nach der anderen, und Sie sind gezwungen mit 20 km/h hinter ihm her zu tuckern. Wenn Sie es auch nicht gerade eilig haben, verlieren Sie langsam doch die Geduld. Sie haben es satt, die ganzen Abgase einzuatmen. Nach der x-ten Kurve kommt endlich ein kurzes gerades Stück. Die Straße ist frei. Also setzen Sie den Blinker und ziehen zum Überholen hinaus. Doch plötzlich kommt Ihnen von der anderen Seite ein Auto entgegen. Schweiß tritt Ihnen auf die Stirn, Ihr Blutdruck steigt, Sie haben keine Zeit mehr zum Bremsen. In einem winzigen Augenblick entscheiden Sie ganz automatisch: Sie schalten herunter und steigen voll aufs Gaspedal. Mit einem kaum hörbaren Pfeifen wird der Turbolader Ihres Motors in Gang gesetzt, und aufgrund der wahnsinnigen Beschleunigung schaffen Sie es gerade noch, den Überholvorgang abzuschließen. Gerade noch rechtzeitig. Alles ist noch einmal gut gegangen. Sie wischen sich mit dem Handrücken den Schweiß von der Stirn, und nach ein paar hundert Metern lässt der Stress dann nach. Sie vergessen das Ganze und fangen an, an den netten kleinen Gasthof zu denken, der Sie im nächsten Dorf erwartet.

KREBS IST DER “TURBO”, DEN DAS GEHIRN IN GANG SETZT, UM UNSER LEBEN ZU RETTEN!

Den **Ursprung jeder Krankheit** (Angina, Bronchitis, Krebs, Depression, Epilepsie, Infarkt, Leukämie, multiple Sklerose usw.) bildet ein **besonderes Ereignis** im Leben des Patienten, das er als **Trauma** erlebt. Das kann beispielsweise die Trennung von einer geliebten Person sein, eine Beleidigung, der Verlust des Arbeitsplatzes, eine Ohrfeige, der Tod eines Familienmitglieds, eine schockierende medizinische Diagnose usw., ein Ereignis also, das als dramatischer und unerwarteter Konflikt in Einsamkeit und ohne Möglichkeit einer befriedigenden Lösung erlebt wird.

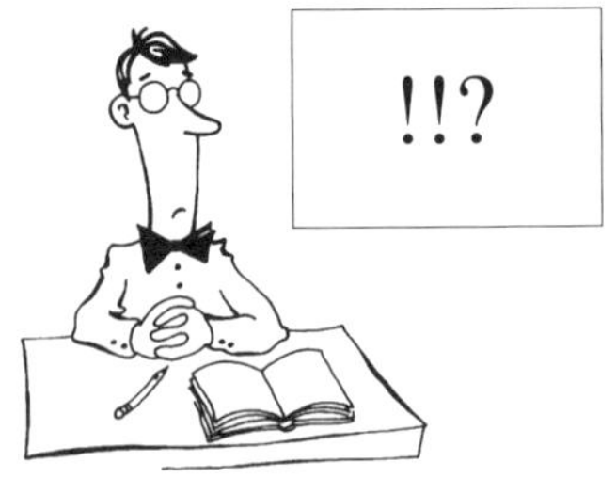

Entscheidend dabei ist die **Art und Weise**, wie dieses Ereignis von der jeweiligen Person empfunden wird!

- **Dramatisch**: Es wird so intensiv und als so schwerwiegend empfunden, dass die alltäglichen Sorgen in den Hintergrund treten.

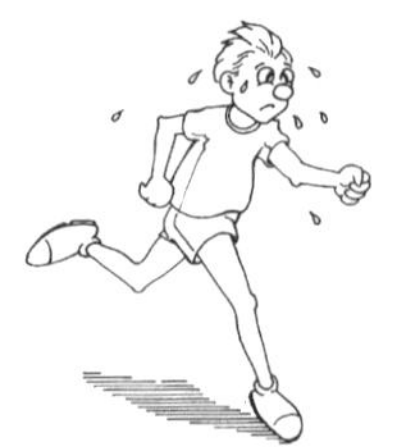

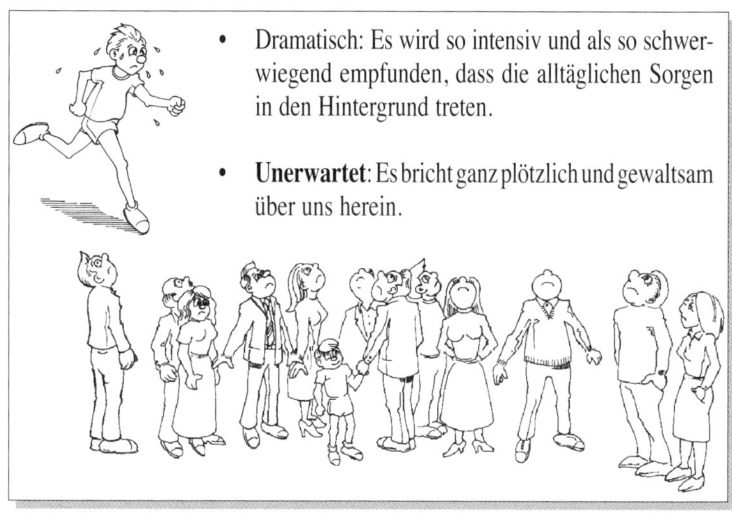
• Dramatisch: Es wird so intensiv und als so schwerwiegend empfunden, dass die alltäglichen Sorgen in den Hintergrund treten.
• **Unerwartet**: Es bricht ganz plötzlich und gewaltsam über uns herein.

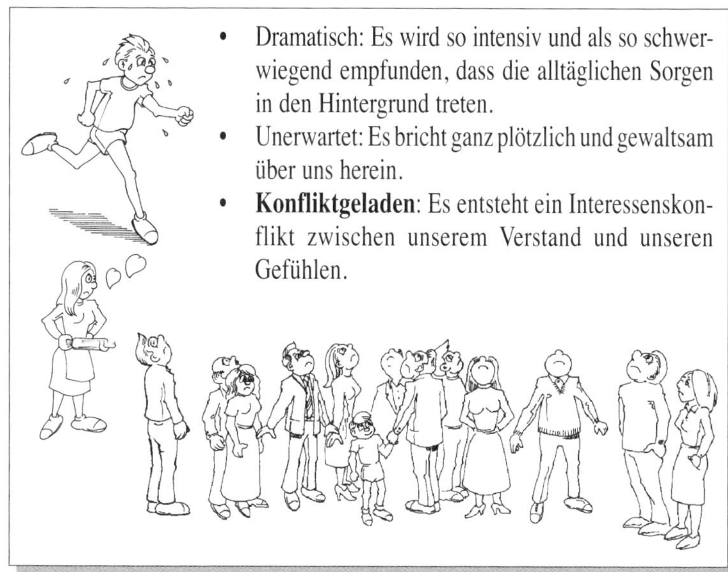
• Dramatisch: Es wird so intensiv und als so schwerwiegend empfunden, dass die alltäglichen Sorgen in den Hintergrund treten.
• Unerwartet: Es bricht ganz plötzlich und gewaltsam über uns herein.
• **Konfliktgeladen**: Es entsteht ein Interessenskonflikt zwischen unserem Verstand und unseren Gefühlen.

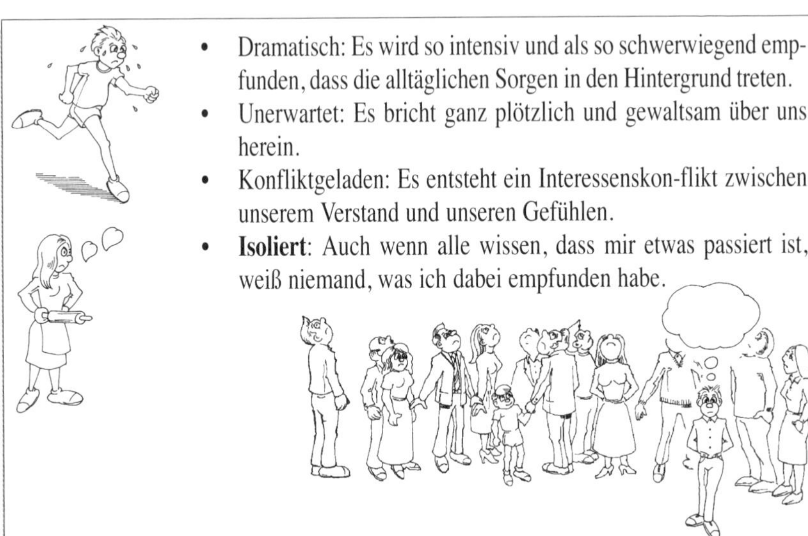

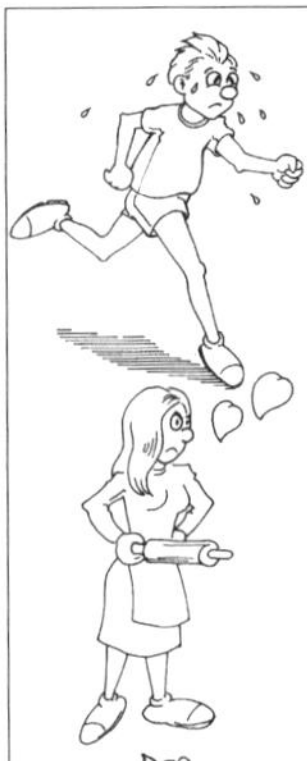

- Dramatisch: Es wird so intensiv und als so schwerwiegend empfunden, dass die alltäglichen Sorgen in den Hintergrund treten.
- Unerwartet: Es bricht ganz plötzlich und gewaltsam über uns herein.
- Konfliktgeladen: Es entsteht ein Interessenskon-flikt zwischen unserem Verstand und unseren Gefühlen.
- **Isoliert**: Auch wenn alle wissen, dass mir etwas passiert ist, weiß niemand, was ich dabei empfunden habe.

- Dramatisch: Es wird so intensiv und als so schwerwiegend empfunden, dass die alltäglichen Sorgen in den Hintergrund treten.
- Unerwartet: Es bricht ganz plötzlich und gewaltsam über uns herein.
- Konfliktgeladen: Es entsteht ein Interessenskon-flikt zwischen unserem Verstand und unseren Gefühlen.
- Isoliert: Auch wenn alle wissen, dass mir etwas passiert ist, weiß niemand, was ich dabei empfunden habe.
- **Ohne befriedigende Lösung**: Nicht immer reicht es aus, darüber zu sprechen.

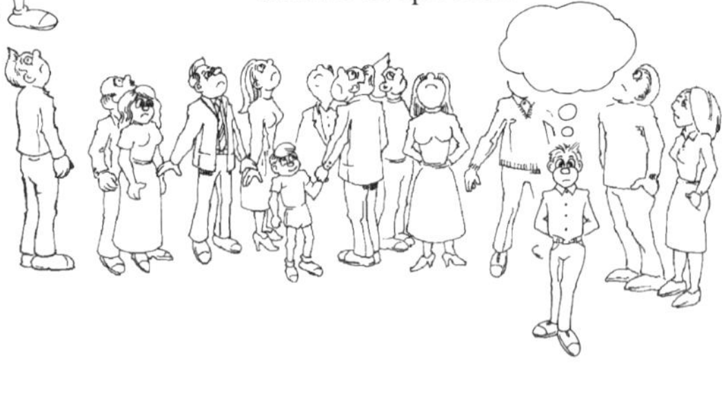

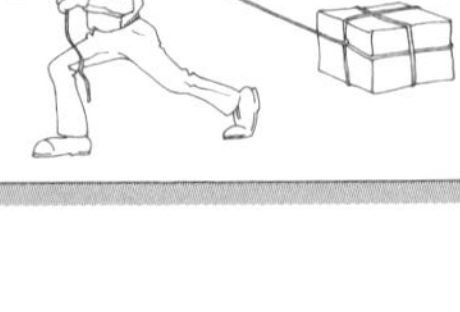

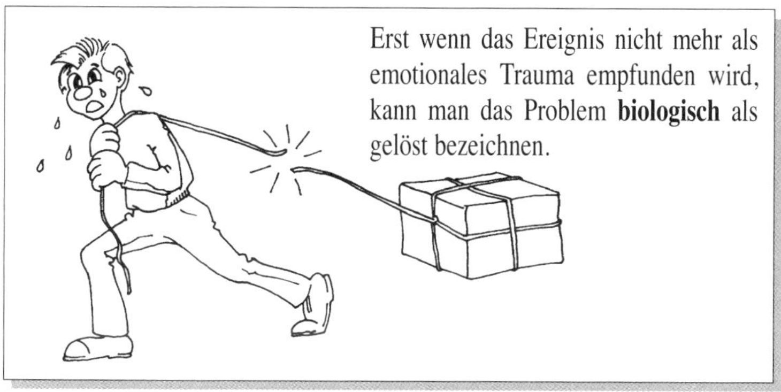

Erst wenn das Ereignis nicht mehr als emotionales Trauma empfunden wird, kann man das Problem **biologisch** als gelöst bezeichnen.

DAS 2. GRUNDGESETZ: DAS GESETZ DER ZWEIPHASIGKEIT ALLER ERKRANKUNGEN "NICHTS EXISTIERT OHNE SEIN GEGENTEIL."

Ohne den Tag gibt es keine Nacht: Alles auf dieser Welt funktioniert dualistisch.

Die menschlichen Aktivitäten werden vom vegetativen Nervensystem gesteuert, das sich hauptsächlich aus dem sympathischen und dem parasympathischen Nervensystem oder Vagussystem zusammensetzt, das nach dem Vagusnerv, dem X. Hirnnerv und einflussreichsten dieses Systems, benannt ist.

Der "sympathische" und "vage" Herr Müller

Luigi Müller ist Besitzer einer kleinen Schuhfabrik mit 15 Arbeitern, alles ausgezeichnete Handwerker, wie man sie heutzutage kaum noch findet. Außerdem hat er Frau und vier Kinder, denen er es nie an etwas hat fehlen lassen. Die Zeiten sind hart, die Konkurrenz wird immer stärker, die Kunden zahlen mit Verspätung. Ständig ist Herr Müller auf der Suche nach neuen Marktlücken. Kurz und gut, er kann sich nie gemütlich in seinem Sessel zurücklehnen.

Jeden Morgen beim Aufstehen wird das sympathische Nervensystem von Herrn Müller aktiv, und beginnt, seine gesamte Energie zu mobilisieren, damit er die Probleme, die ihm der neue Tag bringt, so gut wie möglich meistern kann. Zu viel Verantwortung lastet auf den Schultern von Herrn Müller. Im Laufe des Tages steht er körperlich und psychisch mehr und mehr unter Stress. Das Blut fließt immer schneller zum Gehirn, das ständig darauf achten muss, dass er im richtigen Moment die richtige Entscheidung trifft. Sein Herz wird hyperaktiv, denn es braucht Blut, um es zum Gehirn weiterleiten zu können. Die Lungen arbeiten auf Hochtouren, um das Gehirn mit mehr Sauerstoff zu versorgen, und haben deshalb auch mehr Bedarf an Blut. Und da Herr Müller ständig neue Kunden besucht, müssen auch seine Muskeln in geeigneter Form durchblutet werden. Doch sein Blut kann nicht im ganzen Körper gleichzeitig sein. Da er keine Zeit zum Mittagessen hat, braucht er schon mal kein Blut im Magen, und da er keiner manuellen Tätigkeit nachgeht, braucht er auch in den Händen kein zusätzliches Blut. Den ganzen Tag über hat er also als klares Stressanzeichen kalte Hände. Endlich wird es Abend. Herr Müller schließt die Fabrik zu, setzt sich ins Auto und fährt nach Hause. Er kann sich immer noch nicht ganz entspannen. Der Verkehr um diese Tageszeit ist chaotisch, und der kleinste Fehler kann zu einem Unfall führen. Erst wenn er zu Hause ankommt, ist der Tag wirklich überstanden. Herr Müller kann sich endlich auf dem Sofa ausstrecken. Eine unendliche Müdigkeit überfällt ihn. Jetzt ist das parasympathische Nervensystem oder Vagussystem an der Reihe, um alle Schäden, die der harte Arbeitstag angerichtet hat, wieder zu reparieren. Die Müdigkeit ist der biologische Mechanismus des Gehirns, der Herrn Müller garantiert, dass er am nächsten Tag wieder in Form ist und einen neuen Arbeitstag in Angriff nehmen kann. Gäbe es diese “Reparationsphase” nicht, würde Herr Müller schon nach wenigen Tagen auf seinem Sessel im Büro erschöpft zusammenklappen.

Die einzige Funktion der Müdigkeit besteht darin, unser Überleben zu garantieren!!

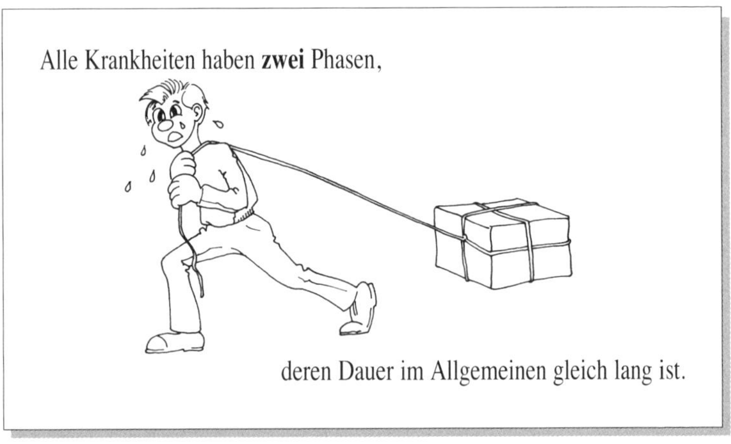

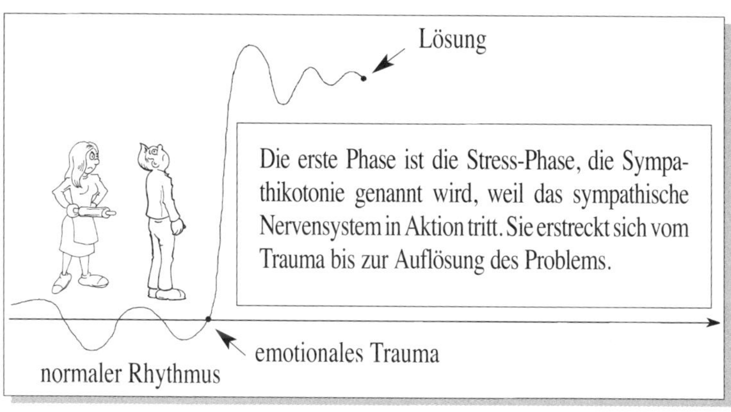

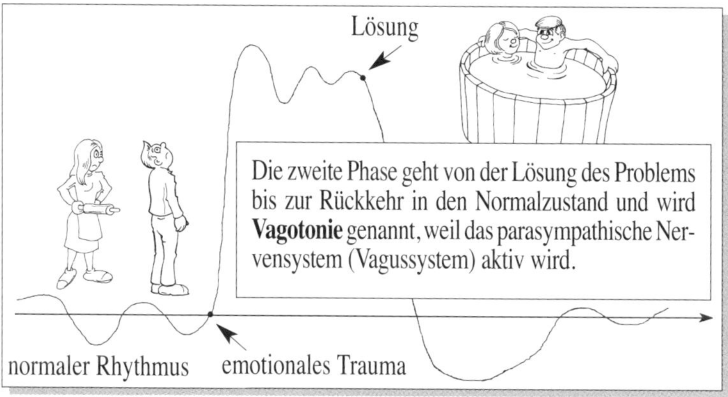

In der traditionellen Schulmedizin werden etwa tausend Krankheiten beschrieben, bei denen man zwischen so genannten "kalten" und "heißen" Krankheiten unterscheidet. Bei den "kalten Krankheiten" hat der Patient eine kalte Haut, kalte Extremitäten, steht unter Dauerstress, verliert an Gewicht und leidet unter Einschlaf- oder Durchschlafstörungen. Zu dieser Gruppe von Krankheiten zählen beispielsweise Krebs, Angina pectoris, die verschiedenen Formen der Neurodermitis und psychische Erkankungen. Zur Gruppe der "heißen Krankheiten" gehören sämtliche Infektionserkrankungen sowie alle Formen von Rheuma, Allergien, Exanthemen (Ausschlägen) u. s. w.

Doch diese Unterscheidung ist eigentlich nicht exakt, denn keine dieser "kalten" oder "heißen" Krankheiten stellt an sich eine Krankheit dar, sondern vielmehr eine ihrer beiden Phasen. Also haben wir es nicht mehr mit tausend, sondern nur noch mit fünfhundert Krankheiten zu tun. Und jede von ihnen setzt sich aus einer "kalten Phase" (Sympathikotonie-Phase) und einer "heißen Phase" oder Reparationsphase (Vagotonie-Phase) zusammen. Die Krankheit beginnt immer zuerst mit der "kalten Phase", die dann nach erfolgter Auflösung des Traumas in die "heiße Phase" oder Reparationsphase übergeht. Die Überwindung des Traumas ist der Schlüssel zum Übergang in die Reparationsphase.

Sympathikotonie-Phase oder konflikt-aktive Phase

Nachdem wir also ein Schockerlebnis hatten, das uns unvorbereitet getroffen hat, das wir isoliert erleben, das uns nicht aus dem Kopf gehen will und für das wir keine Lösung sehen, treten alle drei Ebenen unseres menschlichen Wesens (Psyche, Gehirn und Körper) aus Überlebensgründen gleichzeitig in eine Reaktionsphase ein.

- **Psychische Ebene**: Der Patient denkt immer wieder über sein Problem nach, steht unter Dauerstress, hat keinen Hunger mehr, nimmt ab, hat Probleme beim Einschlafen und wacht nachts häufig auf. Das ist die Phase der Anpassung an das unerwartete Ereignis. In diesem Daueralarmzustand werden alle Energien ausschließlich zur Überwindung des Traumas mobilisiert. Oder anders ausgedrückt: **Es ist nicht der Krebs, der uns abnehmen lässt, sondern der Dauerstresszustand**.
- **Zerebrale Ebene:** Im Gehirn findet eine Art Kurzschluss statt, der sich laut Hamer in der Bildung eines sog. "Hamerschen Herdes" äußert, d.h. es bilden sich kleine konzentrische Ringe in einem bestimmten Hirnbereich, der für die Funktion eines ganz bestimmten Organs zuständig ist. Die Neurogliazellen im betroffenen Bereich sterben ab. Während keine Neubildung der Neuronen möglich ist (was aber nicht weiter ins Gewicht fällt, da wir eine Unmenge davon besitzen), können sich die Neurogliazellen, die eine Art Nährstoffvorrat für die Neuronen darstellen, wieder neu bilden. Führt man bei einem Patienten eine Computertomographie ohne Kontrast-mittel durch, sind die Hamerschen Herde für den Fachmann deutlich zu erkennen und

geben Auskunft darüber, ob sich der Patient gerade in der konflikt-aktiven Phase oder in der Reparationsphase befindet. Damit kann die "Geschichte" des Patienten praktisch an seinen "Kurzschlüssen" abgelesen werden. Auf der Grundlage von mehr als zwanzigtausend Fallbeispielen, die Dr. Hamer untersucht hat, ist es ihm gelungen, eine Art "Landkarte" des Gehirns zu erstellen, mit deren Hilfe der Zusammenhang zwischen dem ursprünglichen Trauma, dem betroffenen Gehirnbereich und dem davon gesteuerten Organ ausgemacht werden kann.

– **Physische Ebene**: Das Gehirn kann nur vier Befehle erteilen: eine Masse erzeugen, Löcher graben (d.h. Auflösung von Zellen oder "Lysis"), blockieren und Blockierungen aufheben. Wir werden im 3. Grundgesetz noch näher auf seine Funktionsweise eingehen.

Vagotonie-Phase oder Reparations- und Heilungsphase

Die Intensität dieser Phase ist im Allgemeinen proportional zur ersten Phase. Außerdem beginnt sie immer erst in dem Moment, in dem der Konflikt gelöst wird. Darüber hinaus erfolgt durch die so genannte *epileptoide Krise*, auf deren Funktion wir im Folgenden noch näher eingehen werden, wiederum eine Aufspaltung der zweiten Phase selbst in zwei Teile. Vor der Krise erfolgt die Reparatur des Gehirns, die mit dem Auftreten der epileptoiden Krise zum Abschluss kommt. Anschließend ist der Körper an der Reihe, mit der Reparatur fortzufahren (die mit der Konflikt-Auflösung begonnen hat), bis wieder der Zustand der vollkommenen *Homöostase* (Gleichgewichtszustand) erreicht ist.

In der Vagotonie-Phase geschieht Folgendes:

– **Psychische Ebene**: Endlich ist der Moment des "Aufatmens" gekommen. Der Stress lässt nach, und der Patient wird von einem ungeheuren Gefühl der Ruhe und der Heiterkeit erfüllt. Der Konflikt ist gelöst worden. Der Appetit kehrt zurück, der Körper und die Extremitäten werden aufgrund einer peripheren Gefäßerweiterung wieder warm, und trotz einiger Schwierigkeiten beim Einschlafen kann der Patient zumindest nach drei Uhr morgens wieder schlafen.

– **Zerebrale Ebene**: In dem Hirnbereich, in dem der "Kurzschluss" stattgefunden hat, beginnt sich ein Reparatur-Ödem zu bilden, das sich aus Nährstoffen zusammensetzt, deren

Aufgabe es ist, die Gliazellen zu revitalisieren. Die zuvor sichtbaren konzentrischen Kreise fangen an sich aufzulösen. Der Beginn der Reparationsphase ist eingeleitet. Wenn man an diesem Punkt eine Computertomographie mit Kontrastmittel durchführt, ist das Risiko sehr hoch, fälschlicherweise einen Gehirntumor zu diagnostizieren. Das liegt daran, dass das Kontrastmittel das Reparatur-Ödem undurchsichtig erscheinen lässt. Viele chirurgische Eingriffe, die nebenbei bemerkt den grundlegenden Schwingungsrhythmus des Gehirns verändern, könnten vermieden werden, wenn man nur diesem "kleinen Detail" mehr Beachtung schenken würde! Ist die Reparatur dann abgeschlossen, gibt es für das Gehirn-Ödem keinen Grund mehr, weiter fortzubestehen und zu wachsen. Dies würde zu einer Schädigung des Gehirns führen, das sich von Natur aus nicht über den Schädel hinaus ausdehnen kann. Doch Mutter Natur ist perfekt und hat daher die epileptoide Krise "erfunden" (es kann zu Zittern, kalten Schweißausbrüchen, Stresssymptomen und vermehrter Harnausscheidung kommen), die dazu dient, vorübergehend auf die Sympathikotonie-Phase zurückzuschalten, deren Funktion es ist, herauszufinden, ob das Konflikterlebnis tatsächlich überwunden ist. Wenn ja, wird das Ödem mit Hilfe einer Diuresephase ausgeschieden. Wenn nein, wird der nie überwundene, latente Konflikt sich in abwechselnden Phasen von Rückschlägen und Auflösungen manifestieren, die das Entstehen einer Hirnzyste an Stelle des Ödems zur Folge haben werden.

— **Physische Ebene**: Bereits vor der epileptoiden Krise hört die Krankheit auf, weiter fortzuschreiten, und das Gehirn repariert sich selbst. Doch der Körper an sich erhält seine volle Funktionsfähigkeit erst wieder nach dieser Krise zurück. In der Vagotonie-Phase tritt beim Patient ein Entzündungszustand auf. Alle Energien sind bei ihm auf die Regenerierung des Gehirns und des Körpers ausgerichtet. Fieber und diffuse oder lokalisierte Schmerzen können auftreten, und er kann von großer Müdigkeit überfallen werden, als sei er von einer Dampfwalze überfahren worden. Auch in diesem Fall erweist sich die Natur als äußerst effizient: Wenn es diese Symptome nicht gäbe, würde der Patient einfach wieder seinen Alltagsaktivitäten nachgehen und einen Teil oder all seine Energien von dem momentanen

Hauptziel, dem Reparieren der Schäden, abziehen. Alle Entzündungszustände dienen der Regeneration, auch die Infektionskrankheiten, die wir mit allen Mitteln bekämpfen, in der Hoffnung dabei die Mikroben zu zerstören. In Wirklichkeit ist genau das Gegenteil der Fall: Wir befinden uns in einer Reparationsphase!

Allerdings sollten wir uns stets im Klaren darüber sein, dass manche Reparationsphasen gefährlicher als die Krankheitsphasen selber sein können und dass die epileptoide Krise mit Risiken verbunden ist, die keinesfalls unterschätzt werden sollten, damit der Patient mit allen Mitteln, einschließlich der allopathischen, darin unterstützt werden kann, diese zweite Phase erfolgreich zu überstehen (wir werden darauf am Beispiel des Herzinfarkts später noch näher eingehen).

> «Dass es niemand in den Sinn gekommen ist, dass das Gehirn als Steuerzentrale unseres Organismus für alle Krankheiten verantwortlich sein könnte, ist im Zeitalter der Informatik zumindest seltsam.»
> (Dr. Hamer)

DAS 3. GRUNDGESETZ: DAS ONTOGENETISCHE SYSTEM DER TUMOREN UND KREBSÄQUIVALENTE. "JENSEITS DER KOMPLEXITÄT IST ALLES EINFACH."

Lägen dem Universum viele, komplizierte Gesetze zu Grunde, würde ein Riesenchaos herrschen. Für ein harmonisches Funktionieren reichen wenige aus. Die Schwierigkeit besteht darin, die Einfachheit zu erkennen.

Hamer nennt sein drittes Grundgesetz: "Das ontogenetische System der Tumoren und Krebsäquivalente". Das Wort *ontogenetisch* bezieht sich auf die Embryonalentwicklung des Menschen, von *krebsäquivalenten Krankheiten* spricht man, da nicht nur die Tumoren, sondern alle Krankheiten dem Prinzip der fünf Grundgesetze folgen.

Zum besseren Verständnis der Mechanismen, die den Krankheiten zu Grunde liegen, müssen wir an dieser Stelle in die Vergangenheit eintauchen und uns ein bisschen auf unsere Intuition verlassen, denn der Ursprung aller biologischen Verhaltensweisen geht auf die graue Urzeit zurück und beginnt mit dem Auftauchen der ersten Zelle auf unserem Planeten. Wir werden also einen kurzen Ausflug in die *Phylogenese* machen, die evolutionsgeschichtliche Entwicklung der Arten, und die Parallelen zur *Ontogenese* aufzeigen, dem Verlauf der typischen Entwicklung eines Individuums vom befruchteten Ei bis zum Erwachsenenalter. Dazu müssen wir uns zunächst näher mit der *Embryogenese* beschäftigen, der Entwicklung des Fötus in den ersten beiden Monaten seines Lebens in der Gebärmutter. Keine leichte Aufgabe, das alles in wenigen Sätzen darzustellen. Doch der Sinn dieses Buches ist es ja, die Richtlinien aufzuzeigen, und die Details den umfassenderen Werken in der weiterführenden Literatur zu überlassen, die jeder nach Wunsch zur Vertiefung heranziehen kann.

Wir haben bereits davon gesprochen, dass der Mensch nicht bis zum heutigen Tage hätte überleben können, wenn er nicht biologische Überlebensprogramme in sein Gehirn integriert hätte, die darauf ausgerichtet sind, jede Art von Hindernis zu bewältigen, das ihm im Laufe der Jahrtausende seiner Evolution begegnet ist. Man könnte diese Programme mit einer Art modernem Videospiel vergleichen, bei dem der Prinz zur Befreiung seiner Geliebten alle möglichen schweren Prüfungen bestehen muss und ein Fehler ihn das Leben kostet, was dazu führt, dass das Spiel von vorne beginnt.

Ist das Hindernis jedoch erst einmal überwunden, wird die Lösung an die zukünftigen Generationen weitergegeben. In den ersten beiden Monaten im Mutterleib verkörpert der Fötus das gesamte Gedächtnis vom Anfang des Lebens bis heute.

Die erste Stufe der Evolution

Vor Millionen von Jahren tauchte eines Tages auf unserem Planeten das Leben in Form einer Zelle auf. Es handelt sich dabei um einen ganz einfachen, winzigen Organismus, der zur Erhaltung seiner Art **atmen, essen, ausscheiden und sich fort-pflanzen** muss. Im Laufe der Jahrtausende muss sich unsere Zelle zum Überleben in einer feindseligen Umgebung mit anderen Zellen zusammentun und zu einem mehrzelligen Organismus werden, um sich den vorherrschenden Umweltbedingungen anzupassen. Lebt der Organismus beispielsweise an einem Ort mit wenig Sauerstoff, so kommt er in eine Stresssituation und löst das Problem dadurch, dass er die Vermehrung der auf die Atmung spezialisierten Zellen anregt. Damit erzeugt er eine Art Tumor, eine Zellwucherung. In dieser Lebensphase wird das Überleben also durch die **Vermehrung der Zellen, wo immer nötig**, sichergestellt. Der Befehl zur Vermehrung wird von einer archaischen Gehirnstruktur ausgegeben, die sich in der Folge zum **Stammhirn** ausbildet.

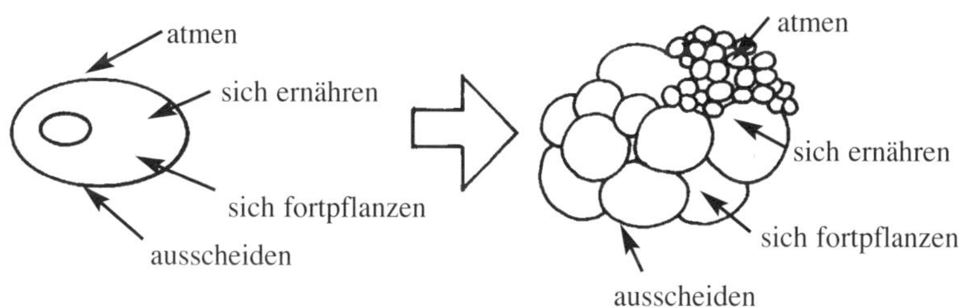

DIE ZELLE

MEHRZELLIGER ORGANISMUS, DER AUF GRUND VON SAUERSTOFFMANGEL EINE VERMEHRUNG DER AUF ATMUNG SPEZIALISIERTEN ZELLEN ANREGT

“Der Geist entwickelt sich von Anfang an und über den gesamten Entwicklungsverlauf des Tierreichs mit der organischen Evolution mit. Er wird zusammen mit der Materie geboren und verändert sich zusammen mit ihr, bis er schließlich zu Gedanken und Bewusstsein wird.” (Guy Lazorthes, *Le cerveau et l'esprit*, Flammarion, Paris). Ernst Haeckel drückte es 1877 folgendermaßen aus: “In den isoliert lebenden Einzellern finden wir dieselben Manifestationen von psychischem Leben, Gefühlen, Empfindungen, Willen und Bewegung, die den Tieren höherer Ordnung eigen sind, die aus einer Vielzahl von Zellen bestehen.”

Teilhard de Chardin kommentierte dieses Phänomen 1948 mit folgenden Worten: “Die Entwicklung des Bewusstseins erreicht zwar im Menschen, der selbst den Höhepunkt der Evolution darstellt, ihren Kulminationspunkt, doch zumindest bei seiner Entstehung müssen wir vom Vorhandensein eines Geists im Atom ausgehen.”

Was im Mutterleib passiert, ist in gewisser Weise nichts anderes als ein erneutes Durchlaufen aller Evolutionsphasen - der Embryo ähnelt im Laufe seiner Entwicklung wirklich zunächst einer Amöbe, dann einer Kaulquappe u. s. w.

Ab dem neunten Tag kommt es zur Ausbildung von *Entoderm, Mesoderm und Ektoderm,* woraus sich nach und nach die verschiedenen Gewebe und Organe entwickeln. Aus dem Entoderm oder inneren Keimblatt entwickeln sich die so genannten archaischen Organe, die im ersten Lebensstadium von entscheidender Bedeutung sind: die *Atmungs-, Verdauungs-, Ausscheidungs- und Fortpflanzungsorgane*. Bereits in diesem frühen Stadium ist etwas vorhanden, das sich später zum Gehirn ausbildet und von dem die Hirnnerven ausgehen, die alle im *Stammhirn* angesiedelt sind. In dieser ersten Phase entsteht auch das *Drüsenepithel*, das wir beispielsweise im Verdauungstrakt wiederfinden, wo es die Funktion hat, Salzsäure zur Verdauung der Nahrung zu erzeugen. Aus dieser histologischen Struktur entwickeln sich im Erkrankungsfall die Adeno-Karzinome, die Knötchen oder die Teratome.

Was hat der moderne Mensch nun aus dieser ersten Evolutionsstufe des Lebens auf der Erde noch in sich? Welche Konflikte können bei ihm auftreten, die dieses uralte stammesgeschichtliche Gedächtnis betreffen? Es sind die Konflikte, bei denen es um den *Brocken* geht - einen Nahrungsbrocken, die Luft zum Atmen, nach der man schnappt, oder einen Brocken, den es auszuscheiden gilt (sich ernähren, atmen, ausscheiden).

Der Begriff "Brocken" kann dabei wörtliche Bedeutung haben ("Ich habe nichts zu essen.") oder im übertragenen Sinn verstanden werden: "Oh Gott, jetzt ist es soweit, bald werde ich am Hungertuch nagen." (z.B. im Falle von Kündigung, Scheidung oder "Nestentzug" bei Studenten, die von ihren Eltern aus dem Haus geschickt werden). Je nach Persönlichkeit des Einzelnen kann der Symbolcharakter des Begriffes auch noch weiter reichen: Er steht beispielsweise für eine Erbschaft, die mir durch die Lappen geht, oder einen Kredit, den mir die Bank nicht gegeben hat usw. In jedem Falle geht es dabei darum, dass wir *den Brocken nicht schnappen, nicht schlucken, nicht verdauen und letztendlich nicht loswerden können*. Die einzige biologische

Überlebenschance eines Fischs, der von einer Welle an den Strand geworfen wird, besteht darin, möglichst viel Wasser im Körper zu behalten und auf die nächste Welle zu warten, die ihn hoffentlich wieder ins Meer zurücktragen wird. Auch der Mensch besteht zu siebzig Prozent aus Wasser und wenn dann im Konfliktfall plötzlich alles über ihn hereinbricht, greift das Gehirn symbolisch über Assoziation mit dem Urgedächtnis auf dieses alte Programm zurück: Flüssigkeit im Körper behalten. In Bezug auf die Fortpflanzungsfunktion betreffen die Konflikte Organe, die sich aus dem Entoderm entwickelt haben (die Gebärmutterschleimhaut und ein Teil der Prostata).

Die zweite Stufe der Evolution

Bei der zweiten Entwicklungsphase geht es um den Übergang der lebenden Organismen aus dem Wasser auf das Land. Nachdem das Problem des Überlebens gelöst ist, muss der mehrzellige Organismus alles daran setzen, sich weiter zu perfektionieren, um sich vor der Welt, die ihn umgibt, zu schützen. An der Stelle, an der er angegriffen wird, beispielsweise durch Sonnenstrahlen, wird er eine *Membranverdickung* erzeugen, um zu vermeiden, dass er an den Verbrennungen stirbt.

Auch im Mutterleib perfektioniert sich der Embryo weiter. Es bildet sich das *Mesoderm oder mittlere Keimblatt des Kleinhirns,* aus dem sich später alle "Schutzmembranen" ableiten: *Derma* (Haut), *Pleura* (Rippenfell), *Peritoneum* (Bauchfell) und *Perikar-dium* (Herzbeutel). Die Steuerzentrale dieser Membrane wird im *Kleinhirn*, das gerade im Entstehen ist, ihren Sitz finden. Zum Drüsenepithel kommt jetzt das *Bindegewebe* hinzu.

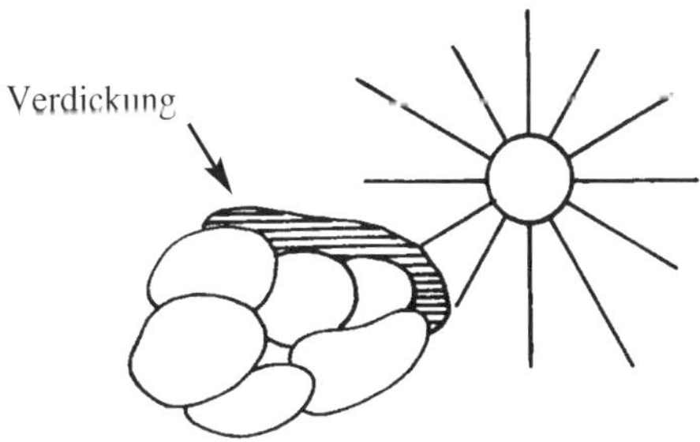

Welche psychischen Spuren der zweiten Entwicklungsstufe lassen sich heute noch im Kleinhirn des modernen Menschen finden? Im Allgemeinen all jene Konflikte, bei denen die *Angst, angegriffen zu werden* im Mittelpunkt steht, sei es nun Angst vor einem Angriff auf die körperliche Unversehrtheit auf Brusthöhe (pleurales Mesotheliom), im Bereich der Bauchhöhle (abdominales Mesotheliom) oder des Herzens (perikardiales Mesotheliom, das sich in der Reparationsphase in eine akute Perikarditis auflöst). Außerdem gehören zu dieser Entwicklungsstufe alle Konflikte, bei denen sich die Person *in ihrer moralischen Integrität angegriffen, "besudelt" oder "beschmutzt" fühlt*: Angriffe, die auf der Haut empfunden werden und dort beispielsweise zu Melanomen führen. Die Haut ist jener Teil des Körpers, der zuerst mit anderen Personen in Kontakt tritt. Auf der Haut machen sich auch alle Trennungskonflikte bemerkbar, wie beispielsweise die ersten Hautentzündungen des Neugeborenen erkennen lassen, die auftreten, sobald ihm die mütterliche Brust entzogen wird.

Die dritte Stufe der Evolution

Für unseren kleinen Organismus wird es nun Zeit, sich in Bewegung zu setzen, seine Umwelt zu erforschen und sich in alle vier Himmelsrichtungen der Erde zu bewegen. Dazu muss er also ein *Skelett, Muskeln und Sehnen* entwickeln, eben all das, was er braucht, um sich bewegen zu können. Doch wenn die Welt, der er sich zuwendet (das Land), nicht besser ist als die, aus der er kommt (das Wasser), entscheidet er sich dafür, wieder dorthin zurückzukehren, und muss deshalb wieder die *Organe verlieren*, die er extra dafür ausgebildet hat. Er muss also **eine Lysis vornehmen**, d.h. eine Zellreduzierung oder Nekrose, Substanz verlieren, oder anders ausgedrückt, sich aller für seine ursprüngliche Umgebung unnützen Strukturen entledigen. Das Wasserlebewesen hat beispielsweise, um auf das Land zu kommen, Beine entwickelt, musste sie jedoch wieder in Flossen umformen, um ins Meer zurückzukehren...

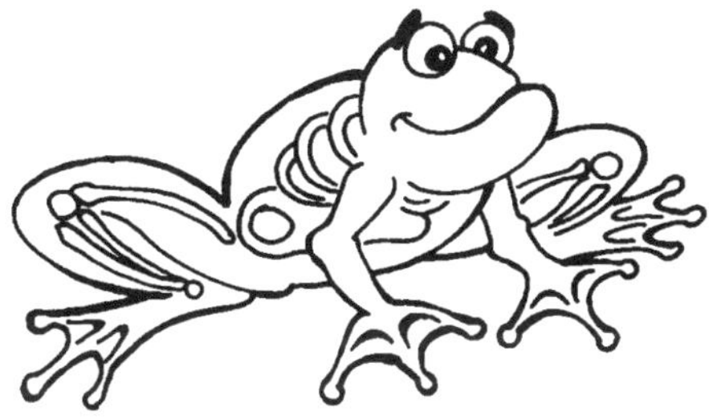

Im Mutterleib beginnt sich das *Mesoderm des Großhirnmarks* zu bilden, dessen Zellen sich mit denen des Entoderms und des Ektoderms zu vermischen beginnen. Zusammen bilden sie die Strukturen, die unseren Organismus zusammenhalten und ihn gegen Einwirkungen von außen resistent machen. Sie stellen also eine Art Brücke zwischen den unbedingt für die Aufrechterhaltung des Lebens notwendigen Organen und denen der "Öffnung" gegenüber der äußeren Welt im weitesten Sinne des Wortes dar. Es ist also der Moment, in dem sich das *Knochen- und Muskelgerüst* bildet, das unseren Körper zusammenhält und uns ein möglichst effizientes Bewegen ermöglicht. Auch das Gehirn des kleinen Embryos entwickelt sich weiter, und nach dem Stammhirn und dem Kleinhirn entsteht jetzt das *Großhirnmark*.

Auf die Psyche des Menschen übertragen entspricht dieser dritten Phase die Entwicklung des Selbstwertgefühls, insbesondere im Hinblick auf die äußere Welt, die uns umgibt. Es geht dabei um die ganz persönliche Einschätzung jedes Einzelnen, die im Falle von zu strengen oder hoch angesetzten Vergleichswerten dazu führt, dass sich die Person an den Rand gedrängt, der Situation nicht gewachsen und minderwertig fühlt. Wir haben es hier mit *Konflikten der Herabsetzung des Selbstwertgefühls* in all seinen vielseitigen Erscheinungsformen zu tun, die von den jeweiligen Situationen abhängen und von der Art, wie sie vom Einzelnen erlebt werden. "Mir wurde gekündigt, weil ich für meine Arbeit nicht mehr leistungsfähig genug bin." "Mein Mann lebt mit einer anderen Frau zusammen, weil ich nicht mehr in der Lage bin, ihn sexuell zu befriedigen." "Jetzt bin ich in den Wechseljahren und nicht mehr fortpflanzungsfähig." "Ich werde in ein Altersheim gesteckt, weil ich für meine Kinder nichts mehr wert bin." Und so weiter. Die Liste ließe sich endlos fortsetzen. Ein typische Krankheit in diesem Fall ist die Osteoporose.

Vierte und letzte Stufe der Evolution

Alle vorausgehenden Stufen werden in dieser Phase noch weiter fortgeführt, denn jetzt wird der entscheidende Schritt von: "Ich bewege mich auf der Erdoberfläche und messe mich mit meiner neuen Umgebung" hin zu: "*Ich beginne, mit anderen Individuen zu kommunizieren*" gemacht. Die Sinnesorgane verfeinern sich, um mit den anderen sozialen Kontakt aufnehmen zu können, mit sämtlichen psychologischen Feinheiten, die dabei eine Rolle spielen.

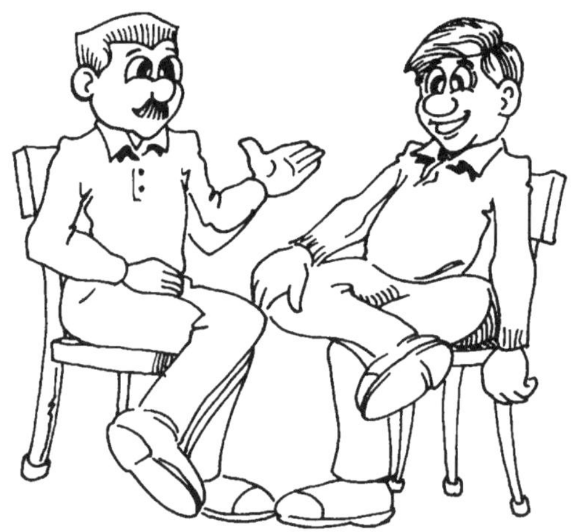

Bei dem kleinen Embryo erfolgt auf dieser Stufe die Perfektionierung der *Sinnesorgane und der "Verbindungsleitungen"* zwischen den verschiedenen Organen, wie Netzhaut, Epidermis, Kehlkopf, Speiseröhre, Schleimhäute der Nase und des Mundes, Herzkranzgefäße, Gallenwege u. s. w. (alles Organe, die vom *Ektoderm* stammen und aus einer auskleidenden Epithelschicht bestehen). Darüber hinaus bilden sich *das Nervensystem und die motorischen Nervenzellen* aus.

Inzwischen ist das Gehirn auf seiner letzten Entwicklungs-stufe angelangt: Die *Hirnrinde (Cortex)* entsteht, der jüngste Teil in der Geschichte der Perfektionierung der Gattung Mensch.

Auf der psychischen Ebene wohnen wir einer Projektion des Selbst in einen immer umfassenderen, komplexeren und vielfältigeren Kontext bei. Es wird immer schwieriger, alles, was in unserer Umgebung passiert, zu ignorieren und von den sich ständig verändernden Lebenssituationen um uns herum keine Kenntnis zu nehmen.

Wenn ich Angst habe zu sterben (wenn ich, um beim Beispiel zu bleiben, das wir bei der ersten Stufe der Evolution angeführt haben, "nicht genug Luft schnappen kann"), ist die biologische Lösung des Gehirns, die vom Stammhirn ausgelöst wird, eine Vermehrung der Lungenbläschen, um mehr Luft aufnehmen und damit überleben zu können, d.h. eine Zellwucherung, ein Lungenkrebs.

Wenn mir hingegen "die Luft zum Atmen genommen wird" oder "es mir den Atem verschlägt", d.h. wenn der Konflikt von meiner Beziehung zu einer komplexen äußeren Welt abhängt, wird die biologische Lösung des Gehirns die Erzeugung von Geschwüren in den Bronchien sein, damit mehr Luft durchkommen kann (hier wird der Bezug zur vierten Evolutionsstufe deutlich, weil in diesem Fall die *Großhirnrinde (Cortex)* aktiv wird und eine *Lysis in Form von Geschwürbildung* anregt).

Geht es bei dem Konflikt hingegen darum, dass wir eigentlich im selben Moment zwei verschiedene Richtungen einschlagen müssten, uns aber nicht entscheiden können, ob wir lieber vor einer Situation davonlaufen oder uns ihr stellen sollten, besteht die biologische Lösung des Gehirns zur Beseitigung des Konflikts in einer *Lähmung der Beine*, d.h. in der Anordnung einer *funktionellen Blockierung*. Das Gehirn wird in jedem Fall zur Lösung einer Stresssituation, aus der sich der Mensch nicht zu befreien weiß, immer die nahe liegendste und wirksamste Lösung wählen.

Zusammenfassend kann also gesagt werden, dass bei Auftreten eines unerwarteten Konflikts, ohne offensichtliche Lösung, der vom Menschen isoliert erlebt wird, die Krankheit gleichzeitig auf allen drei Ebenen – Psyche, Gehirn und Organe – zum Ausdruck kommt. In der ersten Phase, der sog. *Sympathiko-tonie-Phase* manifestiert sich das folgendermaßen:

– auf der psychischen Ebene in Form eines Dauerstresszustands;
– auf der zerebralen Ebene in Form eines Kurzschlusses in dem Hirnbereich, der für das jeweilige Gefühlserlebnis zuständig ist;

– auf der organischen Ebene in Form einer Zellwucherung (Tumor) bei den vom Stammhirn oder dem Kleinhirn gesteuerten Organen oder in Form einer Lysis (Substanzverlust) oder einer funktionellen Blockierung (Lähmung) bei den vom Großhirnmark und der Hirnrinde gesteuerten Organen.

Die Auflösung des Konflikts ist der entscheidende Schlüssel zur Einleitung der zweiten oder *Vagotonie-Phase*, der tatsächlichen Reparations- oder Heilungsphase, die sich folgendermaßen manifestiert:

– auf der psychischen Ebene in Form von Beruhigung;
– auf der zerebralen Ebene in Form einer Regeneration der von den Kurzschlüssen betroffenen Bereiche;
– auf der organischen Ebene in Form von Verkäsung (auf Bakterien beruhender Reduktionsprozess) oder Abkapseln des Tumors in einer Zyste bei den vom Stammhirn und dem Klein-hirn gesteuerten Organen oder in Form einer Rekonstruktion der Lysis oder der Auflösung der funktionellen Blockierung bei den vom Großhirnmark und der Großhirnrinde gesteuerten Organen.

Wie wir im 4. Grundgesetz noch genauer sehen werden, sind die Mikroben notwendig zur Wiedererlangung der Gesundheit. Sie sind unsere wertvollsten Verbündeten und immer nur in der Reparationsphase aktiv und virulent!!

ONTOGENESE UND PHYLOGENESE: DIE ENTWICKLUNG DES MENSCHLICHEN GEHIRNS IM EMBRYO IST EIN SPIEGELBILD DER EVOLUTION ALLER LEBEWESEN

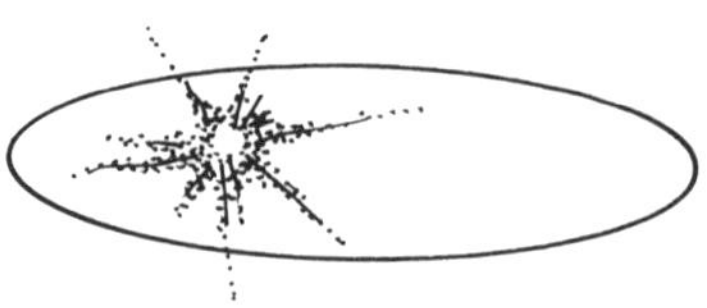

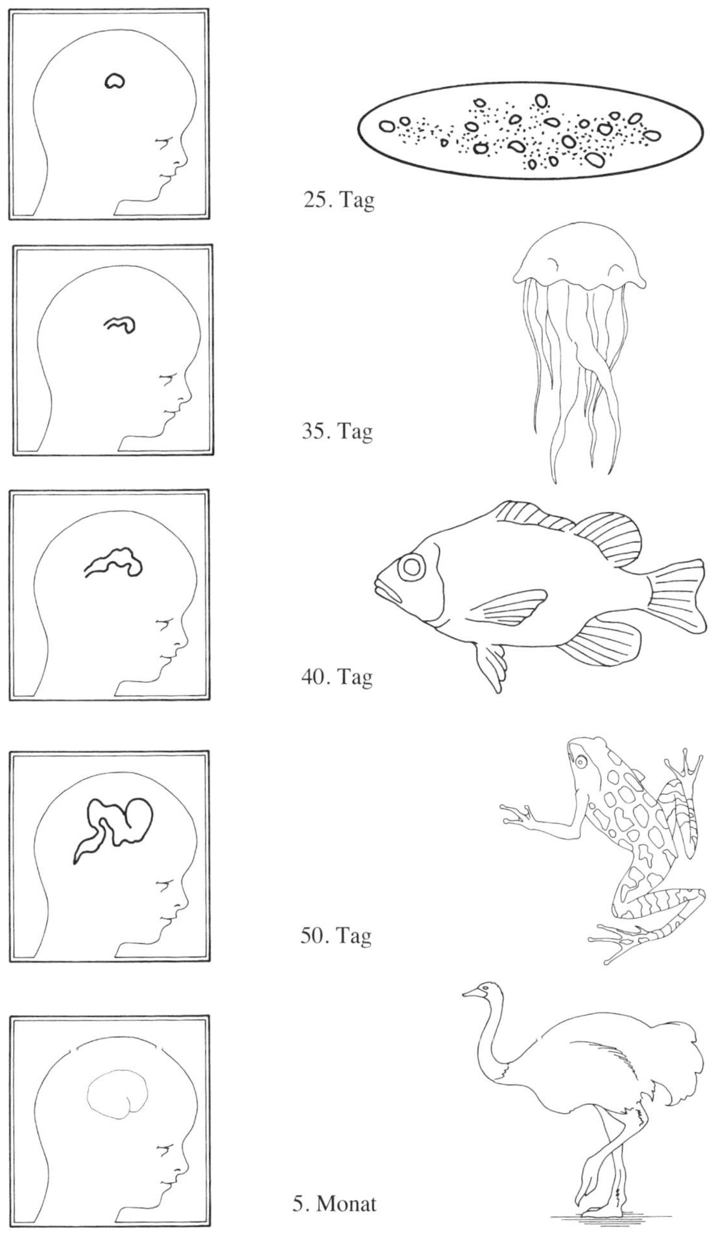
25. Tag
35. Tag
40. Tag
50. Tag
5. Monat

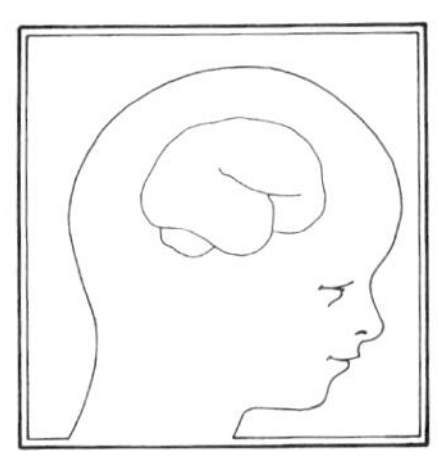

6. Monat

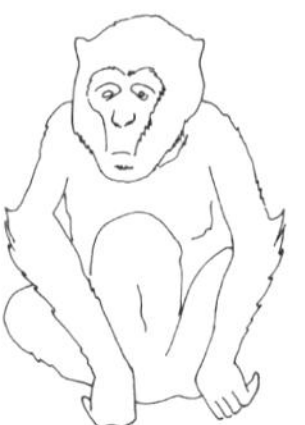

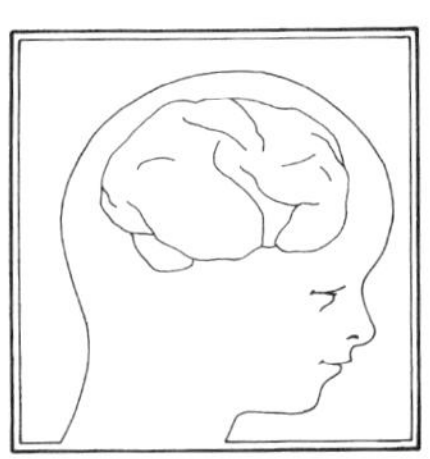

7. Monat

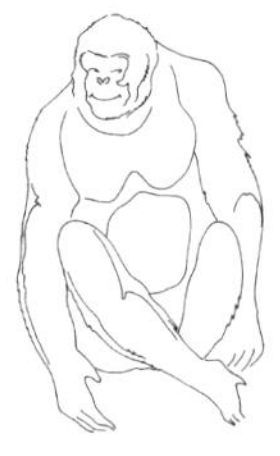

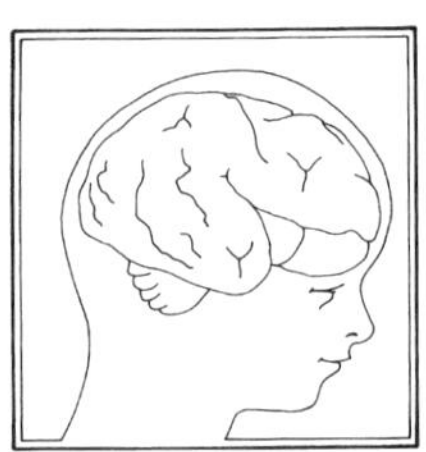

8. Monat

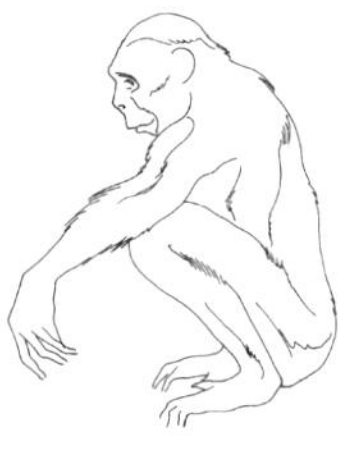

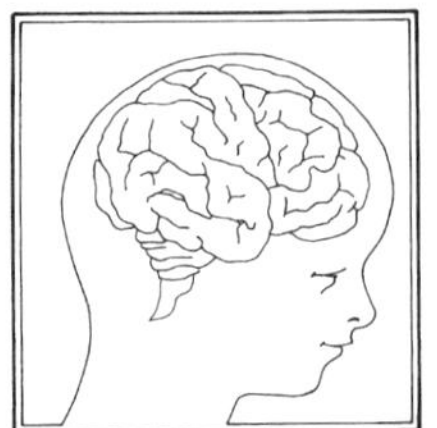

9. Monat

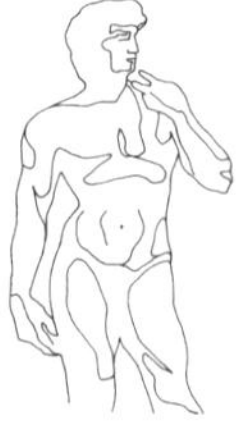

DAS 4. GRUNDGESETZ: DAS ONTOGENETISCH BEDINGTE SYSTEM DER MIKROBEN "UNSERE EINSATZHELFER IM DIENSTE DES GEHIRNS"

Im Gegensatz zur bisher geltenden Meinung sind die Mikroben unsere Verbündeten. Sie sind es, die sich darum kümmern, die Schäden in der Vagotoniephase zu beheben. Das Gehirn gibt Befehle an unsere Freunde, die Viren, Pilze oder Bakterien, aus und ruft, je nachdem, welche Arbeit zu verricht-en ist, jeweils eine Gruppe von ihnen auf, aktiv zu werden.

Schon immer haben die Mikroben den Menschen große Angst eingeflößt. Seit den Zeiten der großen Seuchen wie Pest und Cholera sind alle wissenschaftlichen Mittel aufgeboten worden, um sie näher zu untersuchen, zu isolieren und auszuschalten. Aber auch auf diesem Gebiet hat man sich allzu sehr aufs Detail verlegt, dabei den Gesamtzusammenhang aus dem Blick verloren und ein Gedankengebäude errichtet, das im Lichte der Gesetzmäßigkeiten der *Neuen Medizin* droht, über uns zusammenzubrechen.

Die wissenschaftliche Entdeckung der Mikroben geht auf die zweite Hälfte des 19. Jahrhunderts zurück: Da sie stets bei allen Infektionskrankheiten und Fieberzuständen vorhanden waren, wurde als sicher angenommen, dass sie dafür verantwortlich seien. Ausgehend von dieser Hypothese versuchte man, sie nach den unterschiedlichen Krankheiten zu klassifizieren. Mit dem technischen Fortschritt und der Erfindung des Mikroskops konnten immer kleinere Organismen und schließlich auch die Viren entdeckt werden, eine Art Parasiten, die unfähig sind, sich alleine zu vermehren, und sich deshalb des Fortpflanzungs-systems anderer Zellen bedienen. Und so entdeckte man dann auch das Immunsystem, eine Art "militärischer Apparat", der dazu dient, den Mensch vor der Invasion von Feinden zu schützen. Bis zur gezielten Herstellung von immer spezifischeren Arzneimitteln zur tatkräftigen Unterstützung unseres Abwehr-systems war es nur noch ein kleiner Schritt. Doch trotzdem waren nicht alle Forscher derselben Ansicht. Einige hatten beobachtet, dass der Mensch von Geburt an mit Mikroben zusammenlebt. Unser Körper enthält zehnmal mehr Bakterien als menschliche Zellen: insgesamt sind es hunderttausend Milliarden! So ist beispielsweise die Haut bevölkert von Mikroorganismen wie Staphylokokken und Streptokokken, und in Hals, Nase, Ohren und in der Bindehaut der Augen leben Bakterien. Der Schweiß-geruch unserer Achseln ist auf Bakterientätigkeit zurückzuführen. Auch die Vagina enthält unschädliche Mikroben, mit denen das Kind bereits bei der Geburt in Kontakt kommt. Es gibt also mehr Mikroben als Zellen, an die sich der Mensch perfekt angepasst hat. Doch bei Reisen in ferne Länder können die Mikroben jener Gegenden uns krank machen, da unser Körper sie nicht als zu "seiner Umwelt gehörig" erkennt. So haben die von den spanischen Eroberern in die Neue Welt eingeführten Masern die lokale Bevölkerung dezimiert, deren Organismus nicht in der Lage war, die neuen Mikroben zu erkennen. (Xavier et Laurence Rolland, *Bactéries, virus et champignons*, Flammarion). Andere Forscher haben darüber hinaus festgestellt, dass bei vielen Infektionskrankheiten unsere eigenen Mikroben plötzlich in Aktion treten, nachdem sie lange Zeit inaktiv geblieben sind, was neue Fragen hinsichtlich ihrer Rolle aufwirft.

Woran liegt es wohl, dass bei den alljährlichen Grippeepidemien nicht alle krank werden? Wie kann es sein, dass ein Individuum erkrankt und das andere gesund bleibt? Es hängt sicher nicht vom Immunsystem ab, das bei den einen schwächer ist als bei den anderen, denn häufig sehen wir, dass robuste Typen voller Lebenskraft dem Grippevirus zum Opfer fallen, während andere schwächlich wirkende und kränkliche Personen die Grippewelle unbeschadet überstehen. Aber auch wenn es schwächere Immunsysteme als andere gäbe, was könnte die Ursache dafür sein?

- Die Antwort gibt uns das 4. Grundgesetz, das ontogenetisch bedingte System der Mikroben, demzufolge:
- die Mikroben nur in der zweiten Krankheitsphase, der Reparationsphase, "arbeiten" und im Moment der Auflösung des Konflikts aktiv werden, dann bis zur vollständigen Heilung aktiv bleiben und schließlich wieder in ihren inaktiven Zustand zurückkehren. Die Mikroben sind demnach also keine Feinde, sondern Verbündete, die mit uns in Symbiose leben, den Befehlen des Gehirns Folge leisten und für uns arbeiten. Durch die Zerstörung der Mikroben wird die Reparationsphase

nur weiter hinausgezögert und verlangsamt. Sie tritt dann aber bei der Konfliktlösung trotzdem ein, wenn auch aus biologischer Sicht nicht auf optimale Weise;

- die Mikroben sich nach dem embryonalen Ursprung der Gewebestrukturen unterscheiden lassen.

Sämtliche Mikroben tauchen auf, vermehren sich und verschwinden wieder, um einer klaren, logischen Gesetzmäßigkeit folgend im Einklang mit unserem Gehirn und unserem Körper die "Reparatur" und Heilung zu begünstigen, indem sie sich, je nach Art der Krankheit, des betroffenen Organs und der von ihnen auszuführenden Arbeit (ausscheiden oder regenerieren), vermehren oder absterben. Sie sind ein Teil des biologischen Programms der Natur.

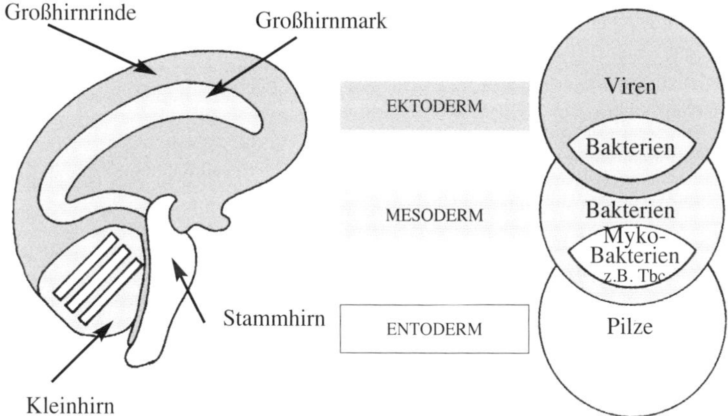

Die *Pilze und Mykobakterien* sind die "Straßenkehrer", die die Tumoren reinigen, die sich in den vom Entoderm abgeleiteten und vom Stammhirn gesteuerten Organen befinden, sowie in den vom Mesoderm abgeleiteten und vom Kleinhirn gesteuerten Organen. Genauer gesagt besteht ihre Aufgabe in der Verkäsung dieser Tumoren, d.h. sie "nagen" sie sozusagen an.

Hingegen haben die *Bakterien* sowohl die Funktion von "Straßenkehrern" (und zwar bei den Tumoren in vom Mesoderm im Kleinhirn abgeleiteten und vom Kleinhirn gesteuerten Organen) als auch die von "Restauratoren" der Lysen (zur Erinnerung:

es handelt sich dabei um die Reduzierung von Zellen oder Nekrosen), die in den vom Mesoderm des Großhirnmarks abgeleiteten und vom Großhirnmark gesteuerten Organen angesiedelt sind.

Die *Viren* helfen beim Wiederaufbau der Organe ektodermischen Ursprungs, die von der Großhirnrinde gesteuert werden.

Und wie sieht es mit Impfungen aus?

Die Bakterien sind das erste Lebenszeichen im Universum. Wie bereits erwähnt befinden sich im Menschen zehn Mal so viele Bakterien wie Zellen. Wir leben in Symbiose mit ihnen und brauchen sie zur Umwandlung der Materie. Sie sind also für das Leben unerlässlich, sind aber die ersten, die von den Antibiotika zerstört werden! Durch Impfungen werden die Bakterien daran gehindert, ihre Arbeit zu tun, und ohne sie können einige wichtige Transformationsprozesse nicht stattfinden. Es macht keinen Sinn, unsere Freunde daran zu hindern, uns zu helfen! Mit Impfungen erzeugen wir ein Chaos in unserem Körper, der nicht mehr in der Lage ist, zwischen Nützlichem und Schädlichem zu unterscheiden. Unser gesamter "Erkennungsapparat" gerät durch-einander, und unser Immunsystem wird geschwächt. Da ist es nur noch ein kleiner Schritt zu den Immuninsuffizienzkrankheiten. Jeder von uns wird an einem Ort und in einer Zeit geboren, denen bestimmte Arten von Mikroben entsprechen, an die er sich im Laufe seines Lebens anpasst. Wenn wir beispielsweise die Angewohnheit haben, im Garten zu arbeiten oder barfuß zu laufen, ziehen wir uns häufig kleine Verletzungen zu. Jedes Mal aktiviert der Organismus in der Reparationsphase seine Abwehrkräfte in Form einer Art spontaner "Tetanusspritze", und mit der Zeit werden wir immun gegen Tetanus und die damit verbundenen Giftstoffe, an die wir uns ganz allmählich gewöhnt haben. Das ist das berühmte Mithridatis-Prinzip: Wenige Tropfen Gift täglich führen dazu, dass die tödliche Dosis keine Wirkung mehr zeigt! Aber wenn wir uns den Luxus gönnen, nie inmitten der Natur zu leben, nie barfuß zu laufen, uns nie zu stechen oder zu schneiden, dann wird die Tetanusimpfung sinnvoll! Doch auch in diesem Falle gilt weiterhin, dass jede bakteriologische Reaktion in einer Reparationsphase (Vagotonie) erfolgt, und demnach auf die Existenz eines vorausgegangenen Konflikts schließen lässt.

Wahr ist natürlich auch, dass wir, wenn wir das Flugzeug nehmen und damit in ferne Länder fliegen, in Kontakt mit Mikroben kommen, die unser Organismus nicht erkennt und an die er nicht angepasst ist. Wir können uns dadurch Krankheiten einfangen, die bisweilen auch tödlich enden können. In diesem Fall sind Impfungen nötig. Flugreisen sind von unserem biologischen System noch nicht vorgesehen, denn der "biologische Plan" des Menschen sieht nur langsame Ortsveränderungen vor, die es ihm erlauben, sich allmählich den neuen Umwelt-bedingungen anzupassen.

Was Epidemien betrifft haben sie alle denselben Verlauf: Beginn, Höhepunkt und Abklingen. Betrachtet man die Statistiken der WHO (Weltgesundheitsorganisation), scheint es offensichtlich, dass die großen Impfkampagnen stets in der Phase des Abklingens der Epidemie durchgeführt wurden und dass kurz nach Verabreichung des Impfstoffes die Krankheit statt nachzulassen gleich wieder aufflammte. Erst nach einiger Zeit war dann ein tatsächliches Abflauen erkennbar! Jedem steht es frei, seine eigenen Schlüsse daraus zu ziehen....

Der ehemalige Präsident der Weltbank und ehemalige Staatssekretär der Vereinigten Staaten Robert McNamara erklärte einmal: "Zur Einschränkung der demografischen Explosion müssen drastische Maßnahmen auch gegen den Willen der Völker ergriffen werden. Die Reduzierung der Geburtenrate hat sich als unmöglich oder unzureichend erwiesen. Also muss die Sterblichkeitsrate erhöht werden. Und wie? Mit natürlichen Mitteln: mit Hunger und Krankheit." (Aus "J'ai tout compris", Nr. 2, Februar 1987. Editions Machiavel, in: Guylaine Lanctôt, *La mafia della sanità*, Edizioni Amrita und Macro Edizioni). Dr. Lanctôt zufolge sind die Impfungen Teil dieses vorsätzlichen Plans.

DAS 5. GRUNDGESETZ: "DAS GESETZ DER QUINTESSENZ"

Alle menschlichen Verhaltensweisen (und damit auch die Krankheiten) sind bedingt durch spezielle Programme, die dem Überleben dienen und seit Urzeiten in unserem Gehirn festgeschrieben sind. Krankheit ist damit die perfekte biologische Lösung unseres Gehirns, die letze Möglichkeit zum Überleben.

Die Elemente der Natur befinden sich alle in einer ständigen Wechselbeziehung. Jedes Lebewesen ist somit eng mit den anderen verbunden, die alle Teil des großen Gesamtzusammenhangs sind. Jeder lebende Organismus besitzt ein mehr oder weniger ausgebildetes Gehirn, das in der Lage ist, unbewusst die Informationen aus der Welt um ihn herum aufzunehmen. So weiß ein Hund, wann sein Herrchen nach Hause kommt, und bereitet sich hinter der Tür darauf vor, ihn freudig zu empfangen. Die Löwin weiß, ob es in ihrem Territorium genügend Beute für alle geben wird, und wenn es nach einer mageren Jagdsaison aussieht, bekommt sie weniger Junge. Wie jede Ameise stets mit dem ganzen Ameisenhaufen in Verbindung steht, in dessen Interesse sie handelt, so arbeitet jede Zelle und jeder Bestandteil des menschlichen Körpers in Einklang und zum Wohle unseres Organismus, indem sie ständig auf verschiedenen Ebenen kommunizieren. Die kleinsten Zellen, die Bakterien in uns, die verschiedenen Organe, alle arbeiten im Rhythmus unseres Gehirns zusammen. Alles, was wir wahrnehmen, auch das unbewusst Wahrgenommene, wird an diese Steuerzentrale weitergeleitet. Es ist wie ein stilles Tamtam, mit dem diese Steuerzentrale über alles informiert wird, was vor sich geht und was an einer bestimmten Stelle unseres Körpers gebraucht wird. Wie die Löwin im Voraus weiß, dass die Beute nicht ausreichen wird und deshalb nur wenige Junge auf die Welt bringt, damit alle eine Überlebenschance haben, so weiß auch unser Körper, weil es in seinen Zellen festgeschrieben ist, was für ihn am besten ist. Das Gehirn aktiviert daraufhin das Programm, das für unser Überleben am geeignetsten erscheint. Deshalb kommt es manchmal zu diesem "Wiederausgleich", den wir hartnäckig "Krankheit" nennen, weil wir durch unsere "zivilisierte Lebensweise" vergessen haben, welche biologische Funktion er hat.

Laut Hamer ist es Zeit, den Begriff "Krankheit" anders zu definieren. Zum Beispiel kann man bei einem Rudel Hirsche in der Natur beobachten, dass es beim Leithirsch, wird er von einem anderen Hirsch zu einem Revierstreit herausgefordert, zu einer Geschwürbildung der Herzkranzgefäße kommt. Dadurch wird der Gefäßdurchmesser vergrößert und mehr Blut kann in den

Organismus gelangen, was ihm mehr Kraft verleiht, um seinen Herausforderer zu verjagen. Bei dieser Krankheit handelt es sich in Wirklichkeit nicht um eine Krankheit, sondern um eine Gelegenheit, die ihm gegeben wird, seinen Kampf zu gewinnen. Anschließend wird er in Vagotonie verfallen und gesund werden, allerdings mit dem Risiko, während der epileptoiden Krise einen Herzinfarkt zu erleiden (mit diesem Mechanismus werden wir uns später noch eingehender befassen). Bei genauerem Hinsehen hat ihn die Natur also vor zwei Prüfungen gestellt: den Revierstreit und den Herzinfarkt. Das sind die harten Gesetze des Lebens! Der Verlauf der Reparationsphase ist kein Zufall. Dauert der Kampf um das Revier mehr als vierzehn Tage, ist die Herzinfarktgefahr beträchtlich höher, denn in gewisser Weise schließt die Natur den Hirsch damit aus dem Spiel aus. Es ist grausam, aber das ökologische Gleichgewicht lässt nur eine bestimmte Anzahl von Hirschen zu.

> Krankheit hat immer einen Sinn. Sie ist nützlich, notwendig und für den Einzelnen und die Evolution der Spezies lebensnotwendig.

Einige Anmerkungen

Wir können also sagen, dass Hamer eine zusätzliche Auslegung der Hirnfunktionen entdeckt hat. Das stellt frühere Entdeckungen auf diesem Gebiet nicht in Frage, zumindest nicht mehr, als würde man eine Wiese anhand ihrer Blumen und Schmetterlinge beschreiben anstatt dabei ihre Chlorophyllerzeugung in den Vordergrund zu stellen. Dr. Hamer hat entdeckt, dass bei Auftreten eines emotionalen Traumas die Männer bis zum Eintritt der Wechseljahre in der rechten Hirnhälfte und die Frauen in der linken Hirnhälfte betroffen werden (bei Linkshändern kehrt sich die Situation um). Die männlichen und weiblichen Wechsel-jahre (Andropause und Menopause) stellen eine Zustandsver-änderung dar, da im männlichen Organismus die männlichen und im weiblichen die weiblichen Hormone abnehmen und es bei beiden jeweils zu einer Zunahme der Hormone des anderen Geschlechts kommt.

Nach der Andropause ist der Mann also sozusagen “weiblicher” und die Frau nach der Menopause “männlicher”.

Ein Mann im zeugungsfähigen Alter, der *Rechtshänder* ist, wird also bei Auftreten eines ersten emotionalen Traumas auf der rechten Seite der Hirnrinde (vierte Evolutionsstufe) getroffen und erkrankt daraufhin an einem von der rechten Gehirnhälfte gesteuerten Organ: Bronchien, Herzkranzgefäße, Magen, Zwölffingerdarm, Gallenwege, Blase. Bei einer *Rechtshänderin* im geburtsfähigen Alter, die nicht die Pille nimmt (denn dadurch wird ihr Hormonhaushalt verändert), wird bei Auftreten eines Schockerlebnisses die linke Hirnrinde betroffen werden, was zur Entwicklung von Erkrankungen an Organen führt, die von der linken Hirnhälfte gesteuert werden: Schilddrüse, Kehlkopf, Koronarvenen, Gebärmutterhals, Blase, Mastdarm (tatsächlich sind Frauen häufiger als Männer von Erkrankungen dieser Organe betroffen). Nach der Andropause wird ein traumatisches Schockerlebnis vom Mann auf “weiblichere” Weise verarbeitet (von der linken Gehirnhälfte), während die Umsetzung des Traumas bei der Frau nach der Menopause “männlichere” Züge annehmen wird (von der rechten Gehirnhälfte ausgehend). Auch die Krankheiten kehren sich danach um. Es handelt sich dabei um einen geschickten Kunstgriff der Natur, um uns im Laufe des Lebens auch die Erfahrungen des anderen Geschlechts machen zu lassen.

Würden die Frauen diesen Mechanismus in vollem Umfang begreifen, würden sie den Beginn der Wechseljahre nicht mehr als ein mit Minderwertigkeitsgefühlen besetztes Ereignis erleben, weil sie ihre Fortpflanzungsfunktion nicht mehr erfüllen können, und folglich gäbe es auch keine Probleme mehr mit Osteoporose. (Wenn die Frau das Gefühl hat: “Ich bin als Frau nichts mehr wert, weil ich keine Kinder mehr gebären kann”, ordnet das Gehirn eine Entkalkung des Knochengerüsts an, des dichtesten Teils des Körpers, was einem langsamen Selbstmord gleich-kommt). Hingegen sind Menopause und Andropause der Beginn eines neuen Abenteuers, das sowohl Männer als auch Frauen in neue, bislang unbekannte Gefühlswelten versetzt.

Auf den folgenden Seiten wollen wir noch einmal zusammenfassend darstellen, **was passiert, wenn wir ein emotionales Trauma erleben**.

Fünf verschiedene Männer gehen zur Arbeit und bekommen mitgeteilt, dass sie fristlos entlassen sind.

Der erste reagiert darauf mit **Selbsterniedrigung** ("Ich tauge einfach nichts mehr.")

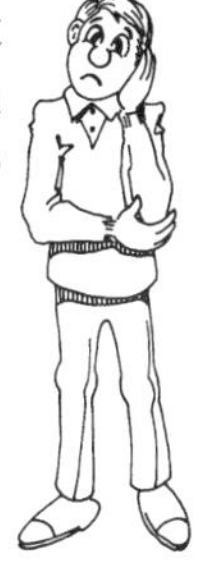

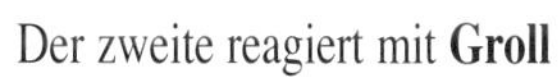

Der zweite reagiert mit **Groll** ("Der Chef ist doch völlig inkompetent und hat keine Ahnung, wie man eine Firma leitet.")

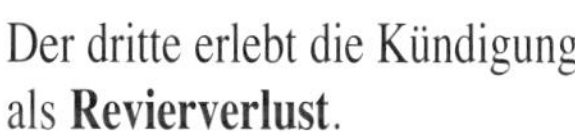

Der dritte erlebt die Kündigung als **Revierverlust**.

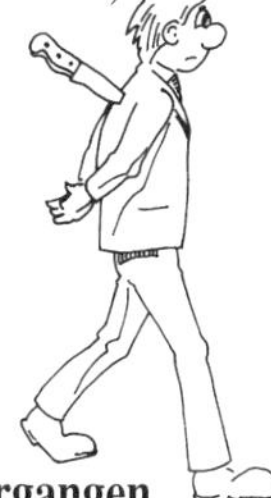

Der vierte fühlt sich **hintergangen**.

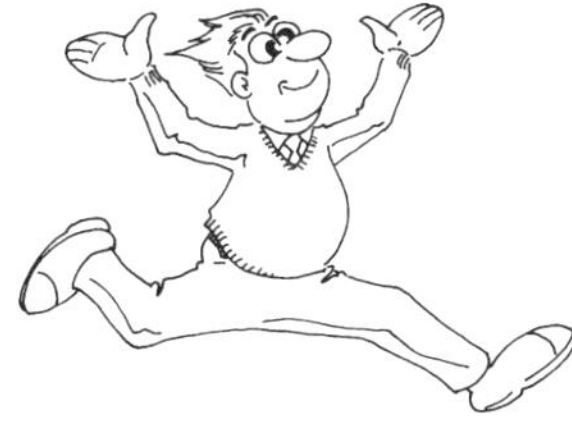

Der fünfte packt die Gelegenheit beim Schopf, weil er sie für das **Beste** hält, was das Leben ihm je geboten hat (z.B. weil er sich mit seinen Kollegen nicht verstand oder nicht das Gefühl hatte, sich in seinem Job verwirklichen zu können).

Je nachdem, wie das Ereignis empfunden wird, wird dadurch ein bestimmter Bereich im Gehirn angesprochen, der daraufhin sozusagen "ausflippt" und verschiedene Beschwerden auslöst. Mit Hilfe einer Computertomografie können die jeweils betroffenen Hirnbereiche (die so genannten "Hamerschen Herde") nachgewiesen werden, die Befehle (Zellwucherung, Lysis oder funktionelle Blockierung) an die von ihnen gesteuerten Organe ausgeben.

Transversales Computertomogramm (*) des Gehirns von Herrn **Selbsterniedrigung**

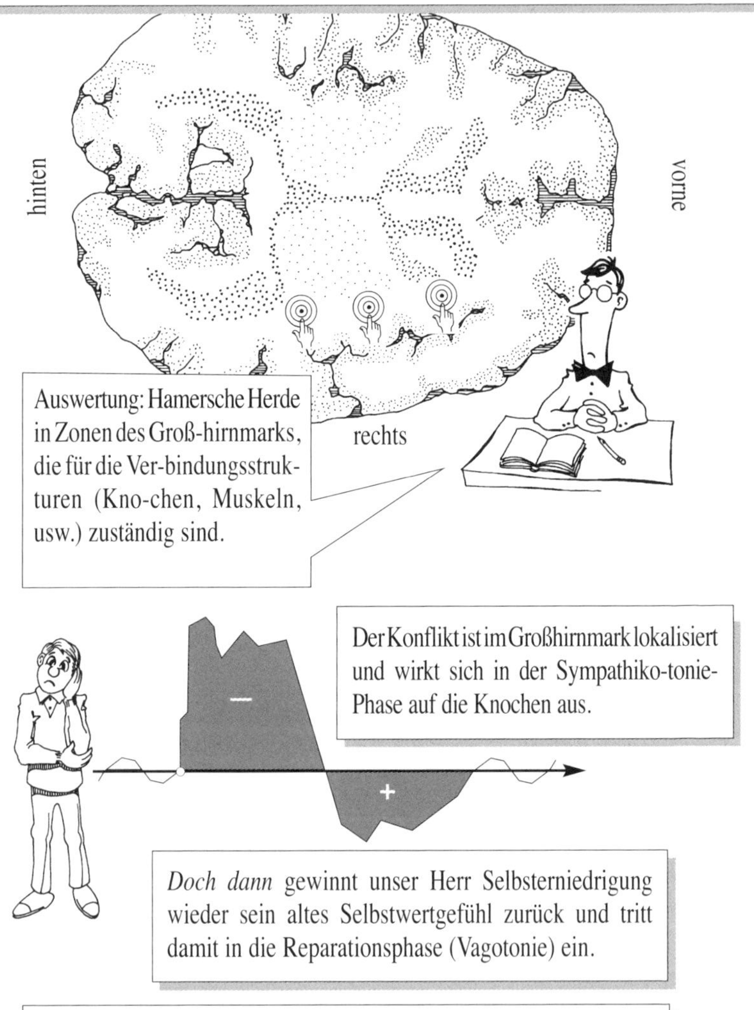

Folglich kommt es zu einer erneuten Kalkbildung, die von einer Entzündung begleitet wird, da Material zum Wiederaufbau herangeschafft wird. Die Diagnose reicht in dieser schmerzhaften Phase vom entzündlichen Rheumatismus bis zum Osteosarkom.

(*) Bei der Hamer-Methode wird das Computertomogramm spiegelbildlich gelesen: rechts steht rechts, links steht links.

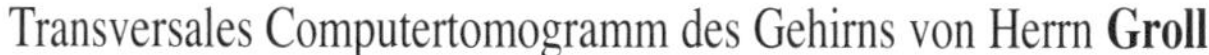

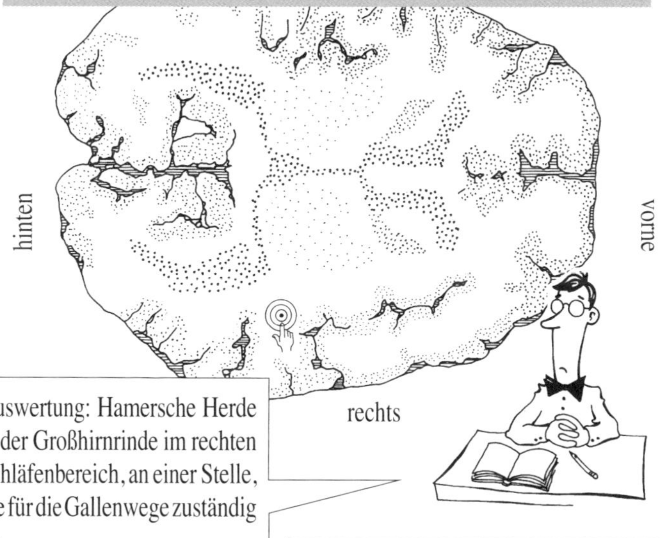

Auswertung: Hamersche Herde in der Großhirnrinde im rechten Schläfenbereich, an einer Stelle, die für die Gallenwege zuständig ist.

Der Konflikt ist in der Großhirnrinde im rechten Schläfenbereich lokalisiert und löst in der Sympathikotonie-Phase die Entstehung von Geschwüren in den Gallenwegen aus.

–

+

Doch dann überwindet unser Herr Groll seinen Groll und tritt in die Reparationsphase (Vagotonie) ein.

Folglich treten Leberschmerzen bei ihm auf, während er vorher nichts gespürt hat (außer der unterdrückten Wut gegenüber seinem ehemaligen Arbeitgeber).

In dieser Phase, in der er den Konflikt bewältigt hat, kann es zur Entstehung eines "Wiederaufbau"-Krebses in den Gallenwegen, eines Epithelioms oder einer Hepathitis kommen.

Transversales Computertomogramm des Gehirns von Herrn **Revierverlust**
hinten
vorne
rechts
Auswertung: Hamersche Herde im rechten periinsulären Bereich der Großhirn-rinde, der beispielsweise für Organe wie die Herzkranz-gefäße zuständig ist.

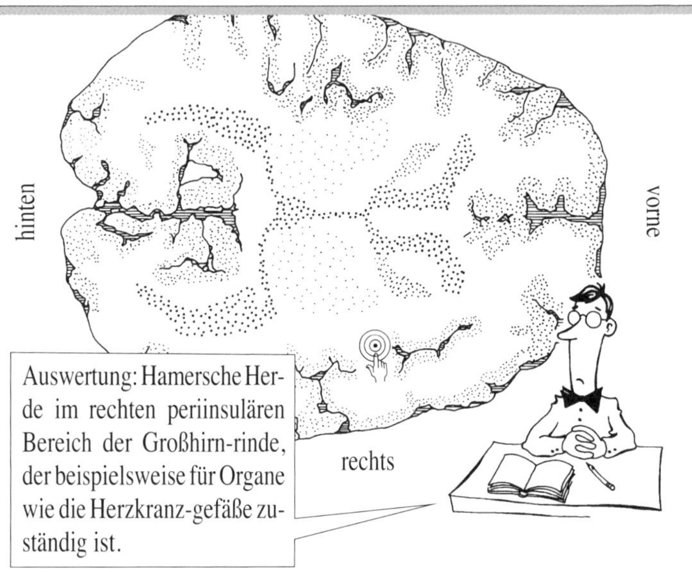

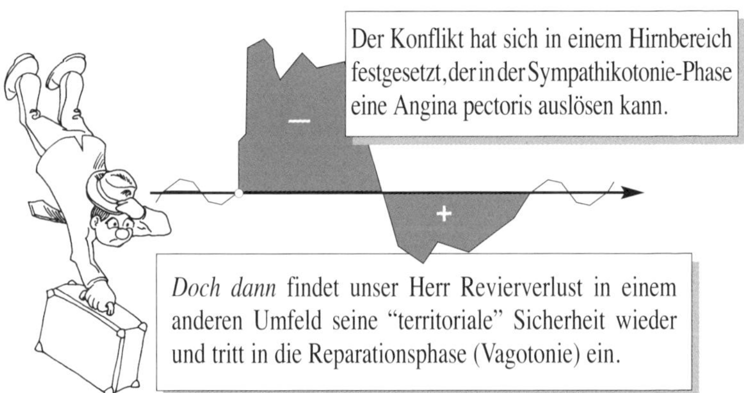

Infolge der Auflösung des Konflikts entsteht bei ihm ein Reparations-Ödem im Bereich des Hamerschen Herdes und die mikroskopischen Geschwüre in den Herzkranzgefäßen vernarben. Diese Vernarbung kann zur Verstopfung der Arterie führen, während das Hirnödem solche Ausmaße annehmen kann, dass der benachbarte Bereich, der den Herzrhythmus regelt, davon betroffen wird und daraufhin chaotische Befehle ans Herz aussendet, wobei ein Herzinfarkt ausgelöst wird.

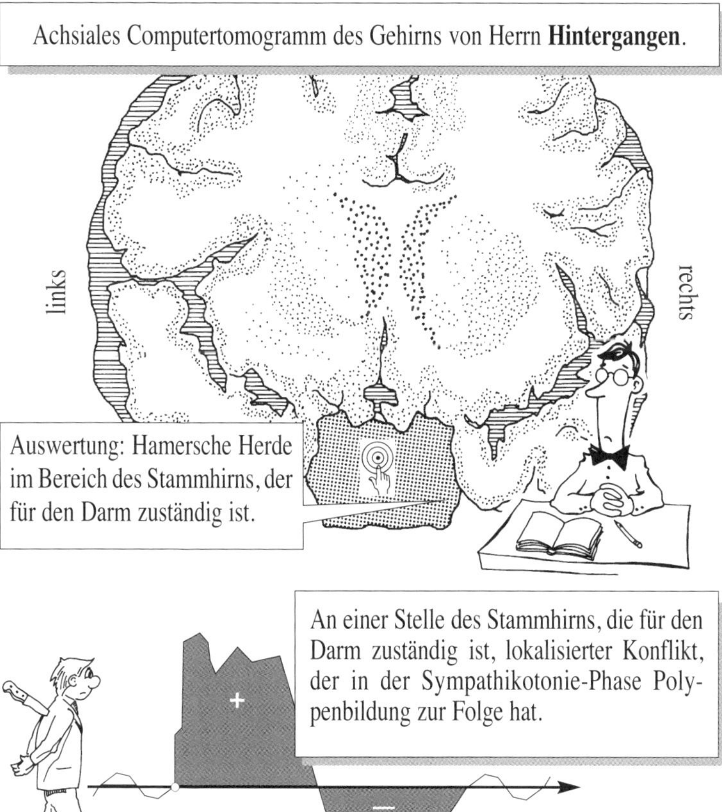

Doch dann erholt sich unser Herr Hintergangen und tritt in die Reparationsphase (Vagotonie) ein.

Bei Herrn Hintergangen wird das Zellwachstum im Kolon durch eine Blutung behoben, bei der die Tumorzellen eliminiert werden. Der Patient fühlt sich daraufhin geschwächt und geht wahrscheinlich zum Arzt.

Da dieser jedoch nicht weiß, dass sich der Kranke auf dem Weg der Heilung befindet, wird er eine Diagnose stellen, die möglicherweise neuen Stress auslöst und zwar aufgrund von:

- Angst vor dem Sterben (die zu Lungenkrebs führen kann);
- Angst, dass Lebensnotwendiges fehlt (die zu Leberkrebs führen kann);
- Angst, dass alles über ihm zusammenbricht (Nierenleiden).

Transversales Computertomogramm des Gehirns von Herrn **Gelegenheit**

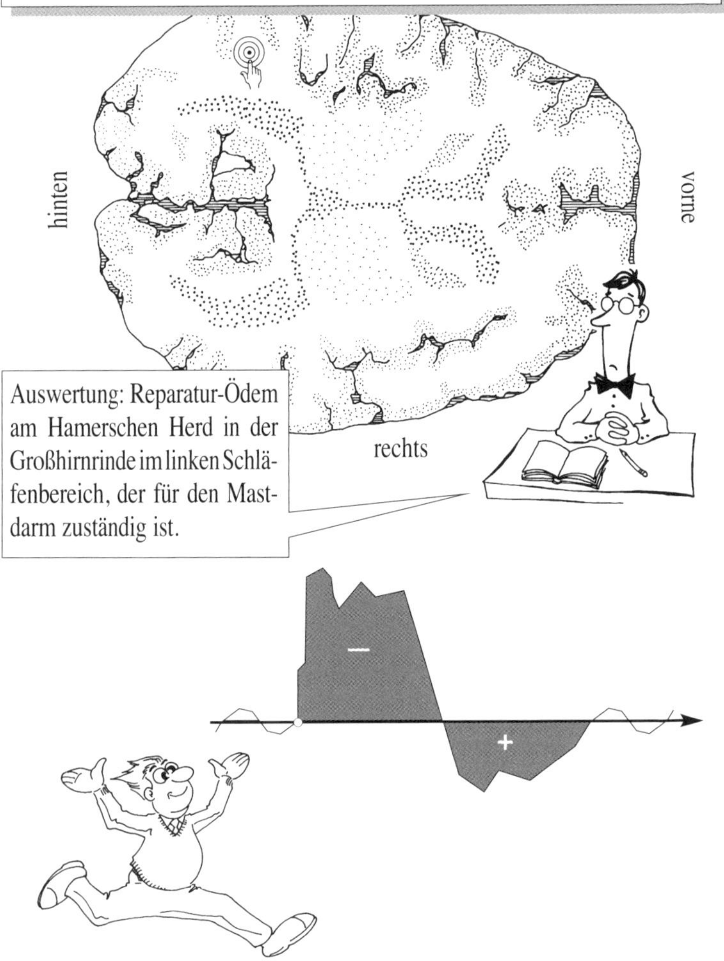

Das Ödem, das sich gebildet hat, ist symptomatisch für den Übergang in die Reparationsphase (Vagotonie) einer Erkrankung im Mastdarmbereich. Unser Herr Gelegenheit ist nämlich mit seinen Kollegen überhaupt nicht gut ausgekommen, und diese Kündigung hat es ihm erlaubt, ein altes, auf das Revier bezogenes Identitätsproblem zu lösen. Das Auftreten von Hämorrhoiden stellt die anschließende Reparatur der rektalen Geschwüre dar.

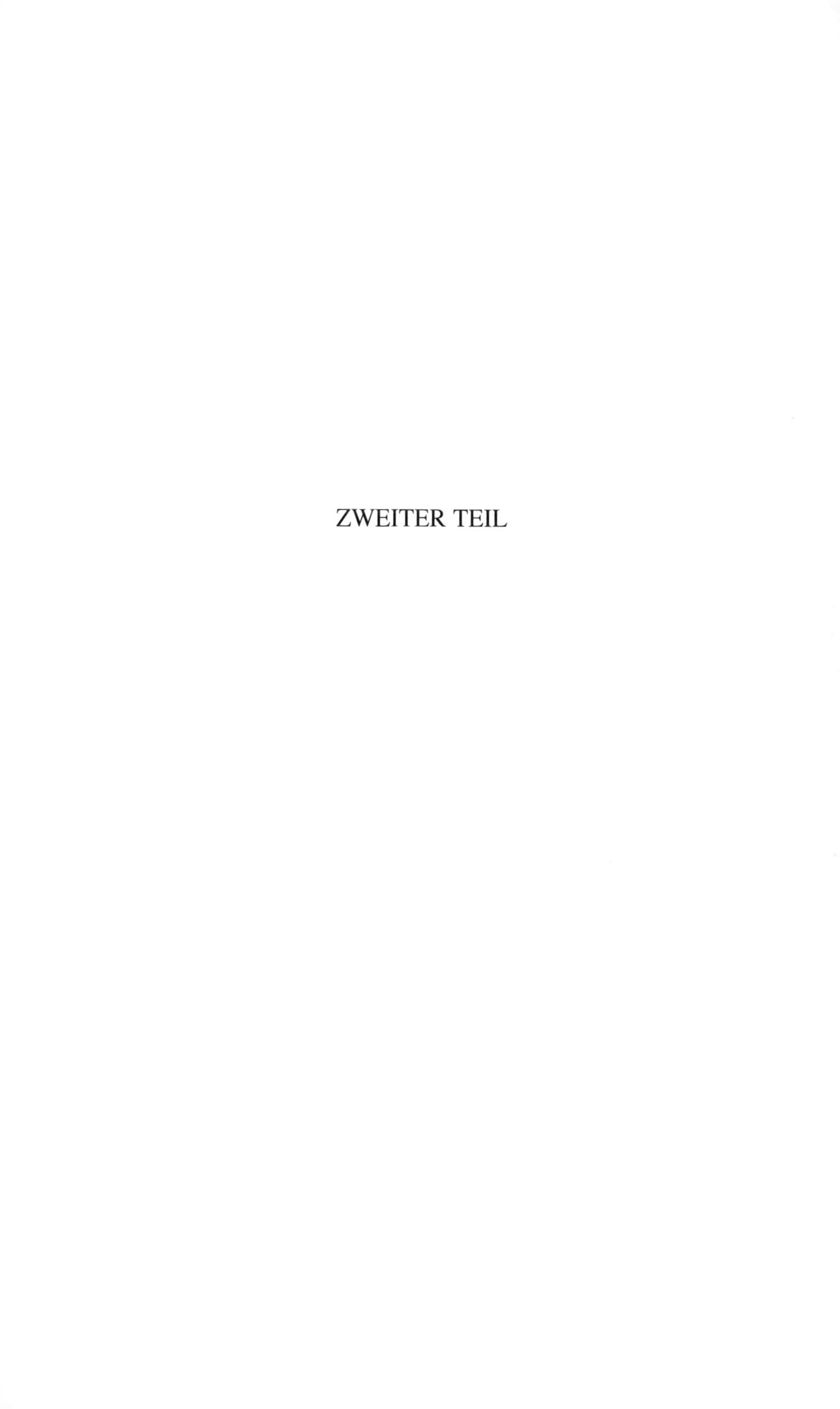

ZWEITER TEIL

KAPITEL I

Der Körper und die Konflikte

«Was für die Raupe das Ende der Welt ist, ist in Wirklichkeit ein wunderschöner Schmetterling.»

(Lao Tse)

Nach John Eccles, dem Medizin-Nobelpreisträger für die Entdeckung der chemischen Prozesse, die für die Impulsüber-tragung der Nervenzellen zuständig sind, haben die meisten Wissenschaftler ihre Ausbildung an Schulen genossen, in denen Materialismus gepredigt wurde. Seiner Meinung nach haben sie damit ein äußerst starres Weltbild als Ausgangspunkt mitbekommen, das aus einer Reihe von Dogmen besteht, die nicht unbedingt wissenschaftlich erklärbar sind. Wenn sie beispielsweise darauf bestehen, dass unsere Existenz nichts anderes ist als ein Zusammenspiel von biologischen Prozessen, ohne - unter dem Vorwand, es sei nicht wissenschaftlich - zu versuchen, all das zu verstehen, was nicht in diesen Zusammenhang passt, so ist das Eccles zufolge nicht nur ein Dogma, sondern schlimmer noch: Aberglaube! Die Wissenschaft ist seiner Ansicht nach voll von Aberglauben und Überzeugungen jeglicher Art, doch am bestürzendsten sei die Tatsache, dass die Leute davon überzeugt sind, die Wissenschaft habe auf alles eine Antwort.

Wie wir bereits auf den vorhergehenden Seiten gesehen haben, lassen die fünf Gesetze der *Neuen Medizin* endlich einen Sinn im Leben und in all seinen Äußerungen erkennen. Es geht nicht mehr darum, Symptome zu erkennen und zu interpretieren und sie mit

Arzneimitteln zum Verschwinden zu bringen, sondern viel eher darum, die tiefen emotionalen Gründe jedes einzelnen Menschen zu verstehen und dadurch in ihm das Bewusstsein zu erwecken, dass es möglich ist, auf dem eingeschlagenen Weg umzukehren. Es handelt sich also um eine Reise in unser Inneres, die bisweilen "schmerzhaft" sein kann, sich aber auf jeden Fall lohnt: Es ist, als würden wir in unserem Leben Bilanz ziehen und einen Neuanfang wagen.

Bevor wir uns näher mit den diversen Konflikttypen und ihren Folgen befassen, sollten wir vielleicht noch einmal kurz zusammenfassend die Beziehungen zwischen den verschiedenen Hirnbereichen, dem embryologischen Ursprung der Organe und den damit verbundenen Krankheiten erläutern.

Vom *Stammhirn* werden die "stammesgeschichtlich ältesten", das Überleben betreffenden Konflikte gesteuert, die uns im Kern unseres Daseins treffen: den "Brocken" schnappen, verschlingen, durchlassen, verdauen und ausscheiden. Der "Brocken" ist dabei in all seinen Erscheinungsformen zu verstehen, sei es nun Essen, Luft, Geld oder ein Lottogewinn, den wir schon glaubten, in der Tasche zu haben und der uns dann doch noch durch die Lappen geht, weil wir den Lottoschein verloren haben.

Die Krankheit kommt in der konflikt-aktiven Phase in Form einer Zellwucherung in jenen Organen zum Ausdruck, die vom Entoderm abstammen und vom Stammhirn gesteuert werden. In der Reparationsphase und bei Vorhandensein von Pilzen und Mykobakterien findet dann eine Verkäsung oder Nekrose statt.

Vom *Kleinhirn* werden alle Konflikte gesteuert, bei denen das "Nest" und die Unversehrtheit der Person im Mittelpunkt stehen. Auch in diesem Fall kommt es in der konflikt-aktiven Phase zu einer Zellwucherung - diesmal in den vom Kleinhirn gesteuerten und vom Mesoderm des Kleinhirns abgeleiteten Organen -, die in der Reparationsphase in eine nekrotisierende Verkäsung übergeht.

Vom *Großhirnmark* werden alle Konflikte gesteuert, bei denen es um Selbsterniedrigung und bestimmte Aspekte der

EVOLUTIONS-STUFEN	ART DES KONFLIKTS	LOKALI-SIERUNG IM GEHIRN	EMBRYONALES KEIMBLATT	ORGANE	HISTOLOGIE	ANZEICHEN FÜR SYMPATHI-KO-TONIE	ANZEICHEN FÜR VAGOTONIE	AKTIVIERTE MIKRO-ORGANISMEN
I- Überleben	archaisch; lebensnotwendig	Stammhirn	Entoderm	Verdauungs-apparat; Atmungsorgane; Harnwege; Fortpflanzungs-organe	Drüsenepithel	Adenokarzinom; Knötchen	Blutungen; Zysten; Kalzifizierung; Koma	Pilze; Mykobakterien
II- sich schützen	Schmutz; Angst, angegriffen zu werden	Kleinhirn	Mesoderm des Kleinhirns	Derma; Pleura; Perikard (Herzbeutel); Peritonäum	Epithel und Bindegewebe	Adenoidenkrebs; Mesotheliom	Zysten; Bauchwassersucht; Pleuritis	Mykobakterien; Bakterien
III- sich fortbewegen	Selbsterniedri-gung; Verlust; flüssigkeits-abhängig	Großhirnmark	Mesoderm des Großhirnmarks	Knochen; Knorpel; Sehnen; Muskeln; Ganglien; Fettgewebe; Knochenmark	Bindegwebe	Geschwüre; Nekrosen; Entkalkung	Myome; Osteome; Osteosarkome; Leukämie	Bakterien
IV- sich perfektionieren; kommunizieren	beziehungs-bedingt; revierbeding	Hirnrinde rechts (beim Mann); links (bei der Frau)	Ektoderm	Epidermis; Herzkranzgefäße; Bronchien; Netzhaut des Auges	Auskleidungs-epithel	Geschwüre; Nekrosen; funktionelle Blockaden (Lähmungen, Diabetes); Verhaltensstörungen	Polypen; Eptheliome; Infarkt; Epilepsie; Vernarbung; Ende der Funktionsstörung	Viren

Sexualität geht. In der konflikt-aktiven Phase erfolgt an den vom Mesoderm des Großhirnmarks abgeleiteten und von diesem gesteuerten Organen ein Substanzverlust. In der Repara-tionsphase kommt es zu einem Wiederauffüllen dieser Lysen und damit zum Auftreten von Sarkomen, Lymphomen, Lipomen, Fibromen und Zysten.

Die *Hirnrinde* steuert alle Konflikte in Verbindung mit dem "Revier" oder "Territorium" und der Abgrenzung des Einzelnen den anderen gegenüber. Typisch sind ein Substanzverlust in der konflikt-aktiven Phase an den von der Hirnrinde gesteuerten Organen mit Ursprung im Ektoderm, gefolgt von einer Regene-ration unter Vernarbung in der Reparationsphase, oder aber onkoäquivalente Erkrankungen (Lähmungen, funktionelle Blockaden) in der konfliktaktiven Phase und eine Rückkehr zur Normalfunktion in der Reparationsphase.

Um dann die Lokalisierung der aufgetretenen Erkrankung zu verstehen, genügt es, eine Verbindung zu dem Augenblick herzustellen, in dem sich das emotionale Trauma ereignet hat: "Genau in dem Moment wird eine spontane und unmittelbare emotionale Assoziation zwischen dem Ort im Körper und der subjektiven Bedeutung des empfundenen Gefühls hergestellt. Es ist nicht dasselbe, eine Anschuldigung direkt ins Gesicht geschleudert oder einen Tritt in den Hintern zu bekommen." (Dr. Ch. Randier, *Les découvertes du Dr R.G. Hamer: les lois biologiques*. Aus: Infor Vie Saine, Nr. 117).

Es würde hier zu weit führen, auf alle Krankheiten einzugehen sowie auf die Konflikte, die ihnen zu Grunde liegen. Denn der Sinn dieses Buches besteht vor allem darin, den Leser für eine neue Sicht der Medizin zu sensibilisieren und ihn anzuregen, auf der Grundlage der hier vorgestellten Gesetze in sich selbst nach den Ursachen für seine Probleme zu suchen.

Auf den folgenden Seiten wollen wir uns mit einigen der am häufigsten vorkommenden Krankheiten beschäftigen. Zu den anderen findet der interessierte Leser nähere Ausführungen in den im Literaturverzeichnis angeführten Werken von Dr. Hamer.

DIE HAUT

Die Haut ist eines der wichtigsten Organe des menschlichen Körpers, da sie beim Erwachsenen eine Fläche von nahezu zwei Quadratmetern ausmacht. Für den Organismus hat sie nicht nur eine Schutz- und Hüllfunktion, sondern erfüllt darüber hinaus wesentliche Aufgaben für das Überleben, insbesondere über ihre Atemfunktion. Aus struktureller Sicht lässt sich die Haut in sieben Schichten aufteilen, aber für unsere Zwecke genügt es, wenn wir uns mit den drei Hauptschichten befassen:

- der Epidermis (Oberhaut), der obersten Schicht ektodermalen Ursprungs;
- dem Derma (Lederhaut), der darunter liegenden Schicht, die mit dem Mesoderm des Kleinhirns in Verbindung steht;
- dem Hypoderm (auch Unterhaut oder Subkutis genannt), der untersten Hautschicht, die mit dem Mesoderm des Groß-hirnmarks verbunden ist.

Wie wir bereits gesehen haben, werden die jeweiligen Konflikte, Krankheiten und "Reparaturmechanismen" aufgrund ihrer verschiedenen embryologischen Abstammung unterschiedlich sein.

Wir wollen uns hier *ausschließlich* mit der *Epidermis* befassen, da sie von unzähligen Erkrankungen befallen wird, die Gegenstand dermatologischer Studien sind.

Das verlassene Häschen

Es war einmal ein Häschen, das von der Schule nach Hause kam, aber keinen zu Hause antraf. Es suchte nach seiner Mama und seinem Papa, rief nach seinen Brüdern und Schwestern, doch es bekam keine Antwort. Da wurde es traurig und fühlte sich einsam. Es legte sich reglos auf die Erde, und ihm war kalt. Es war verlassen worden. Dann fing es an, auf der Suche nach seiner Familie umherzustreifen, und an verschiedenen Stellen seines Körpers begannen seine Haare auszufallen. Auf diese Weise manifestierte sich bei ihm ein Trennungskonflikt. Doch mit der Zeit wurde es sich des frischen, grünen Grases und der Blumen bewusst, die es umgaben, sah die Spatzen und Schwalben, die hoch oben am Himmel flogen, und begriff, dass die Natur um es herum sein Freund war: Damit war die Einsamkeit vorbei. Es schöpfte neuen Mut, war inzwischen wieder ganz warm geworden und kehrte zufrieden nach Hause

zurück, wo seine Eltern schon warteten. Da fing es plötzlich an, sich mit dem Hinterbein ganz fürchterlich zu kratzen: ohne es zu wissen, war es auf dem Weg der Heilung.
Genau dasselbe passiert mit uns, wenn wir so genannte Hautkrankheiten bekommen.

Unser gesamter Körper wird von der Epidermis bedeckt und jedes Mal, wenn wir mit jemandem *tatsächlich oder in unserer Vorstellung* in Kontakt kommen, ist es die Haut, die davon betroffen ist: ob wir einer Person die Hand geben, eine Zärtlichkeit austauschen, eine Ohrfeige bekommen, mit jemandem schlafen, eine Katze streicheln usw. Die mit der Epidermis verbundenen Konflikte sind meist folgender Art: "Ich möchte gern in Kontakt sein, kann aber nicht." In der konflikt-aktiven Phase bilden sich an der Stelle Geschwüre auf der Haut, an der der Kontakt nicht möglich ist, und in der Reparationsphase schwillt die Epidermis an und rötet sich. Auf der Haut erscheinen Ausschläge (Exan-theme), Hautentzündungen (Dermatitis), Nesselsucht (Urtikaria), Neurodermitis und Ekzeme: Die Haut *scheint* krank zu sein. In diesem Moment geht man im Allgemeinen zum Dermatologen, also genau in der Reparationsphase. Da die aktive Phase häufig lange gedauert hat, dauert auch diese zweite Phase meist lang. Darüber hinaus kann es zu Rückfällen kommen, gefolgt von neuen Reparationsphasen, die die Heilungszeit weiter verlängern.

Ein Mädchen wurde, bis es zehn Jahre alt war, von seiner Großmutter aufgezogen. Seine Eltern waren aus beruflichen Gründen immer unterwegs und konnten sich nicht um seine Erziehung kümmern. Doch schließlich fand die Mutter eine feste Anstellung in Frankreich und beschloss, das Mädchen wieder zu sich zu nehmen. Es musste also die Großmutter verlassen, was der Kleinen sehr schwer fiel (Trennungskonflikt). In der Folge zeigten sich auf ihrer Epidermis Geschwüre, und sie hatte ständig kalte Füße. Mit der Zeit gewöhnte sie sich jedoch an die neue Situation, überwand das emotionale Trauma und ging somit in die Reparationsphase über. Daraufhin traten insbesondere an den Armen Erytheme auf, da sie die Gewohnheit hatte, die Großmut-ter immer zu umarmen.

FETTGEWEBE, MUSKELN, SEHNEN UND KNOCHEN

Hier manifestieren sich die Minderwertigkeitskonflikte in all ihren verschiedenen Ausprägungen und zwar an dem Punkt, der (symbolisch oder tatsächlich) für den geringeren Wert verantwortlich gemacht wird.

Das Fettgewebe

Das Fettgewebe kommt im ganzen Körper vor. Es isoliert und vermindert dadurch den Wärmeverlust durch die Haut, stellt eine wichtige Energiereserve dar und erfüllt Schutz- und Stützfunktion für verschiedene Organe. Die Hauptfunktion der Fettgewebszellen besteht im Speichern der Triglyzeride, der Neutralfette.

Mario B. ist siebzehn Jahre alt und damit in der Phase der ersten Liebesbeziehungen. Doch er kommt sich zu mager vor. Jedes Mal, wenn ihn ein Mädchen anschaut, ist sein erster Gedanke: "Die denkt sicher, dass ich zu dünn bin!" In den zwanzig darauffolgenden Jahren bekommt er am ganzen Körper Lipome, doch als er sein Problem schließlich begriffen hat, verschwinden alle innerhalb einer Woche. Hier haben wir es mit einem leichten Minderwertigkeitskonflikt in Bezug auf einen als unästhetisch empfundenen Körperteil zu tun (z.B. keine schönen Beine usw.), was zu einer Nekrose des Fettgewebes in der konflikt-aktiven Phase führt, und zu einem Lipom, einem umfassenden Wiederaufbau des Gewebes, in der Reparationsphase. Sobald der Konflikt gelöst ist, hört das Lipom zu wachsen auf.

Quergestreifte und glatte Muskeln

Die Muskeln erzeugen durch abwechselnde An- und Entspannung Bewegung.

- Die quergestreiften Muskeln (so genannt aufgrund der besonderen Anordnung ihrer Fasern) setzen an den Knochen an und erlauben so die Bewegung des Skeletts.
- Der Herzmuskel (das Herz).
- Die glatten Muskeln befinden sich in den Innenwänden von Hohlstrukturen (Magen, Darm, andere Bauchorgane und Blutgefäße).

Sind die quergestreiften Muskeln betroffen, dreht sich das Trauma immer um leichte Minderwertigkeitsgefühle in Bezug auf

Bewegung: wenn man beispielsweise nicht in der Lage ist wegzulaufen, jemanden zu halten oder zurückzuweisen, sich zu verteidigen oder zuzuschlagen. Die Folge ist in der konflikt-aktiven Phase eine Muskelatrophie und in der Reparationsphase eine Hypertrophie.

Bei den glatten Muskeln geht es hingegen um einen anderen Konflikt: Der "Brocken" kann im Darm nicht weiterbefördert werden. Die Folge ist in diesem Falle in der konflikt-aktiven Phase eine Nekrose des Muskels und in der Heilungsphase ein Myom, Darmkoliken und eine Zunahme der Peristaltik.

Die Sehnen

Die Sehnen bestehen aus Bindegewebsfasern, deren Funktion es ist, die Muskeln an den Knochen zu verankern.

Im Falle eines leicht angeschlagenen Selbstwertgefühls, das in einer Sehne lokalisierbar ist, kommt es in der Sympathikotonie-Phase zu einer Nekrose der Sehne (z.B. Riss der Achilles-Sehne), während in der Vagotonie-Phase die Wiederherstellung des Sehnengewebes durch Schwellung erfolgt.

Die Knochen

Die Knochen stellen das Gerüst dar, das unsere Organe schützt und stützt und dem Körper die Möglichkeit gibt, sich zu bewegen. Die Knochen sind ein dynamisches Gewebe, das sich im Laufe des Lebens ständig durch Zerfall und Wiederaufbau erneuert.

Wenn sich der Konflikt an den Knochen manifestiert, ist der Selbsterniedrigungskonflikt spezifischer und intensiver und löst eine Dekalzifizierung (Entkalkung) in einem Teil des Skeletts aus, die bei längerem Andauern des Konflikts bis zur Osteolysis (Knochengewebeauflösung), d.h. tatsächliche Löcher im Knochen, gehen kann.

Der Moschusochse

In den Wäldern Nordkanadas ist die Zeit der Brunft angebrochen, und die Moschusochsen kämpfen um die Gunst der Weibchen. Der Kampf ist zwar unblutig, zeichnet sich aber durch folgende Charakteristik aus: Die beiden Moschusochsen nehmen einen langen Anlauf und rasen frontal aufeinander zu. Verlierer ist, wer dem Ansturm nicht standhält und zurückweicht. Die ganze Kraft der Ochsen muss sich also in den

Oberschenkelmuskeln ihrer Hinterbeine konzentrieren. Der Verlierer macht einen Minderwertig-keitskonflikt durch, weil er nicht in der Lage war, dem Gegner Stand zu halten. Der Konflikt manifestiert sich in dem Körperteil, der es ihm nicht ermöglicht hat, Widerstand zu leisten - in diesem Fall die Oberschenkel-knochen - und es beginnt eine Dekalzifizierung des Oberschenkelhalses. Doch mit der Zeit überwindet das Tier seinen Selbsterniedrigungskonflikt und tritt in die Reparationsphase ein: Ein Knochenkallus (eine Knochenschwiele) bildet sich, der die Funktion hat, den Knochen des Oberschenkelhalses mit Aussicht auf die anstehenden Kämpfe noch widerstandsfähiger als zuvor zu machen.

Im Juni 1993 wird Clara R. von ihren Kollegen beauftragt, eine Sekretärin, die entlassen wurde, zu verteidigen. Trauma: Der Direktor hört ihr gar nicht zu, schimpft sie aus und droht ihr selbst mit Entlassung. Clara fühlt sich doppelt gedemütigt. Zum einen vor dem Direktor, der ihr "den Kopf gewaschen hat", und zum anderen vor ihren Kollegen, weil es ihr nicht gelungen ist, den Direktor zu einer Wiedereinstellung der Kollegin zu bewegen. Im Dezember desselben Jahres schließt die Firma, und Clara findet eine andere Anstellung. Kurz danach bekommt sie starke Schmerzen im Halswirbelbereich, die zunächst als rheumatische Erscheinungen gedeutet werden. Anschließend jedoch stellt sich heraus, dass es sich um eine Knochengewebeauf-lösung handelt. Sie hatte das Ganze als eine intellektuelle und moralische Demütigung empfunden.

Bianca C. arbeitet im Büro ihrer Schwiegermutter, die eines Tages einfach beschließt, sie zu entlassen. Ihr Mann verteidigt sie nicht, und Bianca leidet umso mehr unter Minderwertigkeitsgefühlen, da sie ohne abgeschlossene Berufsausbildung keine andere Anstellung findet und so gezwungen ist, zu Hause zu bleiben. Der Konflikt dauert sechs Jahre lang, und es kommt immer wieder zu Rückfällen, und zwar jedes Mal, wenn sie ihre Schwiegermutter sieht. Eines schönen Tages bricht sie sich den Oberschenkelknochen, was als Folge der Tatsache zu werten ist, dass sie gegen ihren Willen einer stärkeren Person nachgeben musste (häufig erleben ältere Leute eine ganz ähnliche Situation).

Luca G. nimmt seit zwei Jahren Tennisunterricht, ist sehr begabt und immer unter den ersten seines Kurses. Im Winter 1990/91 entwickelt sich sein Körper und wächst stark, was dazu führt, dass er weniger gut spielt. Im Dezember schreit ihn sein Tennislehrer mehrmals an: "Mein Gott, was machst du denn da? Du bist ja nicht einmal mehr in der Lage, einen ordentlichen Aufschlag zu liefern." Luca hat die Nase voll vom Tennis und davon, vor den anderen fertig gemacht zu werden. Er verschließt sich, zieht sich von den anderen zurück und fährt nicht einmal mehr mit seinen Freunden Fahrrad. Im Juli schenkt ihm seine Mutter, die von der ganzen Sache keine Ahnung hat, einen Computer. Luca ist riesig stolz darauf, und seine Freunde kommen ihn jetzt wieder besuchen, um mit ihm am Computer zu spielen. Mit der rechten Hand ist er bei den Videospielen äußerst geschickt geworden. Ende Juli tut ihm das Handgelenk weh, und die Eltern befürchten, es handle sich um einen Splitterbruch. Ende August werden die Schmerzen immer schlimmer, und das Handgelenk schwillt an. Aus den Röntgenaufnahmen ergibt sich, dass sich ein Osteosarkom gebildet hat, das Anzeichen für die Reparatur einer Osteolysis.

Osteosarkome

Was üblicherweise als Osteosarkom diagnostiziert wird, ist nichts anderes als ein relativ unbedeutender Auswuchs in der Reparationsphase. Nicht nur, dass das Sarkom nichts mit einem Karzinom zu tun hat, das stets in der konflikt-aktiven Phase wuchert, es ist auch aus embryogenetischer Sicht etwas völlig anderes: Das Karzinom hat ekto- und entodermalen Ursprung, während das Sarkom mesodermalen Ursprungs ist. Das Sarkom ist immer Ausdruck für die Reparationsphase eines Konflikts, der an eine Herabsetzung des Selbstwertgefühls gebunden ist: je stärker die Minderwertigkeitsgefühle, desto stärker ist das Skelett von Osteolysen betroffen. Beim Osteosarkom handelt es ich um eine Rekalzifizierung des Knochens. Hamer zufolge besteht kein Unterschied zwischen einer Knochenschwiele, die sich nach einem Knochenbruch bildet, und einem Osteosarkom, das an sich keiner Behandlung bedarf, außer die übermäßige Vermehrung der Knochenzellen ist mit funktionellen oder ästhetischen Problemen verbunden. Hingegen weist Hamer ausdrücklich auf die Gefährlichkeit einer Biopsie in der Reparationsphase hin, da sie vom Gehirn als "Angriff" empfunden wird, den es anschließend zu lösen versucht, was eine ständige Narbenbildung zur Folge hat, wodurch wiederum das Sarkom immer größer wird.

Leukämie

Im Jahre 1990 weist Hamer in einem Seminar darauf hin, dass in der Bewältigungsphase tiefer Selbstwertkonflikte auf große Osteolysen umfassende Rekalzifizierungen folgen, für die eine größere Menge an Blutzellen nötig ist, was Leukämie bedeutet. Die Leukämie ist damit eine Reparationsphase, die nach Abschluss dieses Prozesses zum Stillstand kommt. Im Moment der Konfliktlösung liegt eine Gefäßweitung vor, was bedeutet, dass mehr Blutserum zirkuliert, und somit einen Verdünnungseffekt zur Folge hat, der die einzelnen Blutwerte niedriger erscheinen lässt, als dies tatsächlich der Fall ist. Zur wirklichen Anämie kommt eine Pseudo-Anämie hinzu. Jetzt wird normalerweise mittels Bluttransfusionen eingegriffen, um den Hämoglobinwert, der für unzureichend gehalten wird, künstlich zu erhöhen. Wenn man jedoch von einer normalen Gefäßmasse ausgeht (wie vor der Gefäßweitung), ergibt sich ein deutlich höherer Hämoglobinwert als nach erfolgter Gefäßweitung. Im Anschluss an die Bluttransfusionen erlebt der Patient einen "Blut-Konflikt". Diese Art von Konflikt (die durch den Anblick einer Blutlache, eine Transfusion, eine Dialyse usw. ausgelöst werden kann) führt zu einer Nekrose der Milz und einer Thrombozytenpenie (einer drastischen Verringerung der Blutplättchen, die für die Koagulation verantwortlich sind). Bei jeder Verwundung oder Blutung ist die natürliche Reaktion eine Mobilisierung der Blutplättchen, die sich an die zu reparierende Stelle begeben, was bedeutet, dass weniger Plättchen in Umlauf sind. Die Blutplättchen verlassen das Umlaufvolumen, um zu "reparieren". Das hat wiederum neue Bluttransfusionen (mit neuen Blutplättchen!) zur Folge, die laut Hamer im Endeffekt sogar zum Tod des Patienten führen können.

Was Kinder betrifft, die bereits mit einer Leukämie zur Welt kommen, so befinden auch sie sich in einer Reparations-phase im Anschluss an einen Selbstwertkonflikt, der noch vor der Geburt stattgefunden hat. Wenn sich ein Kind im Mutterleib in der Nabelschnur verwickelt und Angst vor dem Ersticken bekommt, oder wenn es den Wunsch hat, den Mutterleib zu verlassen, was ihm aber nicht gelingt, macht es einen Selbsterniedrigungskonflikt durch, den es im Moment der Geburt löst und in die Vagotoniephase übergeht. Die Leukämie ist also auch in diesem Fall die Reparationsphase, während sich die Konfliktphase im Mutterleib abspielt.

Ein Ehrendoktorat für den Wolf

Ein Wolf verfolgt einen Hirsch. Im Wald findet ein unerbittlicher Kampf ums Überleben statt. Der Hirsch muss seine Haut retten, und der Wolf muss dafür sorgen, dass er zu seiner Beute, seiner Mahlzeit kommt. Das Unterholz ist dicht, voller abgebrochener Äste und verstreuter Felsen, doch dem Hirsch gelingt es mit seinen großen Sprüngen, den Wolf auf Abstand zu halten, der seinerseits alle Kräfte aufbietet, um den Hirsch nicht entkommen zu lassen. In vollem Lauf kommen sie an einen Graben. Der Hirsch macht einen Riesensprung und setzt darüber hinweg. Der Wolf will nicht nachgeben und springt ebenfalls, aber er fällt in den Graben und bricht sich eine Pfote. Im Wald gibt es keine Notaufnahme und keinen Tierarzt, der die gebrochene Pfote eingipsen könnte. Aber der Wolf weiß, was er tun muss, um mit dem Leben davonzukommen: Unter großer Mühe kriecht er aus dem Graben heraus und sucht sich ein dichtes Gebüsch, um sich darin zu verstecken. Er rollt sich zusammen, leckt die Wunde, um sie zu desinfizieren (Speichel ist ein gutes Desinfektionsmittel) und schläft dann ein, um sich so wenig wie nur möglich zu bewegen. Die Tage vergehen, und der Wolf wartet reglos weiter. Er stillt seinen Durst mit einigen Regentropfen und isst gelegentlich einen Wurm, der direkt vor seiner Nase kriecht. Aber er bewegt sich nicht, weil er weiß, dass seine Pfote so heilen wird. An der Bruchstelle ist der Knochen währenddessen dabei, sich wieder aufzubauen. Wenn man dem Wolf jetzt Blut abnehmen könnte, würde man feststellen, dass er eine leichte Leukämie hat. Nach etwa vierzig Tagen steht der Wolf wieder auf und macht die ersten paar Schritte. Er probiert aus, ob die Pfote wieder zu gebrauchen ist. Bei ihm hat sich jetzt ein schöner Knochenkallus, ein Osteosarkom, gebildet, das den Zweck hat, seine Pfote stärker als vorher zu machen, damit sie nicht mehr bricht: Im Mesoderm des Gehirns findet der "biologische Sinn der Krankheit" seine Umsetzung in der Reparationsphase. Der Wolf ist gerettet und kann wieder auf die Jagd gehen. Kein Wolf ist je an Leukämie oder an einem Osteosarkom gestorben!

DAS HERZ-KREISLAUF-SYSTEM

Das Herz stellt das Antriebsorgan des Herz-Kreislauf-Systems dar. Es ist die Pumpe, die dafür sorgt, dass ständig "neues" Blut durch die insgesamt etwa hunderttausend Kilometer Blut-gefäße fließt.

Kranzschlagadern des Herzens (Koronararterien) – Herzmuskelinfarkt (Myokardinfarkt)

Die Koronararterien oder Herzschlagadern versorgen den Myokard (Herzmuskel) mit Blut und sind Äste der aufsteigenden Aorta. Sie haben die Funktion, das mit Sauerstoff angereicherte Blut zum Herz zu transportieren.

Das Gesetz des Stärkeren

In einem großen kanadischen Waldgebiet lebt ein Rudel Hirsche nach den Gesetzen der Natur. Der Leithirsch, ein prachtvolles und beeindruckendes Exemplar, hält sein Rudel gut zusammen, indem er sein Revier verteidigt und den anderen seinen Willen aufzwingt. Von Zeit zu Zeit beschnüffelt er den Urin der Hirschkühe, um herauszufinden, wann es an der Zeit ist, sich mit ihnen zu paaren. Sobald es soweit ist, wird er aktiv und sorgt für die Erhaltung der Spezies. Die Jungen werden immer im Frühjahr geboren, wenn ihr geflecktes Fell sich leichter mit den Farben in der Natur um sie herum verwechseln lässt. Bei Wintereinbruch sind sie dann schon kräftig genug, um sich gegen Angriffe der Wölfe verteidigen zu können. Alles ist im Einklang mit den Gesetzen des Universums perfekt organisiert.

Die kleinen Hirsche wachsen im Laufe der Jahre heran, und einer von ihnen, der stattlichste, beginnt irgendwann die natürlichen Impulse zu verspüren: Auch er möchte so viele schöne Hirschkühe für sich haben und bestimmen, was die anderen zu tun haben. Und dann kommt der Tag, an dem er sich stark genug fühlt, den Leithirsch herauszufordern und ihn aus dem Revier zu jagen, um seinen eigenen "Harem" zu haben. Jetzt muss er kämpfen. Doch dem jungen Hirsch fehlt es im Vergleich zum alten, der schon viele Kämpfe hinter sich hat, an Erfahrung, und der alte trägt den Sieg davon. Wieder vergehen ein, zwei Jahre, und der junge Hirsch wird immer stärker, während der Platzhirsch langsam alt wird. Dieses Mal gewinnt der jüngere den Kampf und jagt seinen Gegner davon. Doch der alte Hirsch greift erneut an, denn er ist biologisch mit seinem Revier eng verbunden und muss es zurückerobern, sonst bleibt ihm nur der Tod. Die Natur gibt ihm noch einmal eine Chance: Um gegen den jungen Hirsch etwas ausrichten zu können, muss er seine Muskeln potenzieren, d.h. sie mit einer größeren Blutmenge versorgen, die ihnen die nötigen Nährstoffe zuführt. Die einzige Möglichkeit besteht darin, Geschwüre in dem Teil der Koronararterien zu bilden, der vom Ektoderm her stammt (der sog. "Intima"), denn dadurch wird der Arteriendurchmesser vergrößert und mehr Blut kann durchfließen. Doch auch die Zeit, die ihm dazu bleibt, ist begrenzt: nur etwa vierzehn Tage. Würden die Kämpfe länger dauern, wäre das ganze System dadurch gestört. Die Jungen würden im Sommer geboren und wären bei Wintereinbruch nicht kräftig genug, um vor den Wölfen zu fliehen. Deshalb muss der alte Hirsch innerhalb dieser Zeitspanne das Revier zurückgewinnen. Würde er es später zurückerobern, würde er an einem Infarkt sterben.

Für den Menschen kann sein "Revier" alles Mögliche sein: sein Haus, sein Arbeitsplatz, sein Auto, seine Familie, die Umgebung, in der er sich wohl fühlt, und im weiteren Sinn auch die Personen, die dem jeweiligen Bereich angehören: Familienmitglieder, Kinder, Arbeitskollegen oder Angestellte. Mitunter spielen auch noch andere Komponenten mit herein; beispielsweise wenn man daran gehindert wird, einen Verein zu leiten, den Warenbestand eines Lagers oder die Haushaltskasse unter Kontrolle zu haben oder aber die Schwiegermutter mischt sich immer in alle wichtigen Entscheidungen ein ...

Irgendwann passiert dann etwas, das dem Individuum diesen Lebensraum nimmt: Entlassung, Rentenalter, Scheidung, Autodiebstahl, Umzug ins Altersheim oder Konkurs der Firma. In dem Moment, in dem die Person dann alles versucht, um ihr verlorenes Revier zurückzugewinnen, setzt die Natur ihr biologisches Überlebensprogramm in Gang: Koronararteriengeschwürbildung mit ausgeprägter Angina pectoris beim rechtshändigen Mann und der linkshändigen Frau: Alle Kräfte werden mobilisiert, um den Kampf zu gewinnen! (Es ist kein Geheimnis, dass statistisch gesehen mehr Männer von Herzinfarkt betroffen sind als Frauen, denen ihrerseits – als Rechtshänderinnen – die Venenentzündung "vorbehalten" ist).

Sobald der Konflikt gelöst ist, gibt das Gehirn entgegengesetzte Befehle aus und beginnt mit der Reparatur: Schwellung der Intima und Verengung der Koronararterien, die irrtümlicherweise für die

Ursache des Infarkts gehalten wird, zu dem es zwei bis sechs Wochen nach der Konfliktlösung kommt.

Wenn der Konflikt weniger als drei Monate gedauert hat, hält sich das Ausmaß der Symptome in Grenzen: Es kommt zu Arrhythmie.

Hat der Konflikt zwischen drei und acht oder neun Monaten gedauert, kommt es zwei bis sechs Wochen nach der Konfliktbewältigung zur epileptoiden Krise, d.h. dem Infarkt, dessen Stärke von Dauer und Ausmaß des Konfliktes abhängt.

Wenn der Konflikt mehr als acht oder neun Monate angedauert hat, wird die Schwellung im Gehirn, die für die epileptoide Krise und damit für den Infarkt verantwortlich ist, zu groß, und der Infarkt hat tödlichen Ausgang. Rufen wir uns noch einmal ins Gedächtnis, dass der Hirnbereich, der für die Koronararterien zuständig ist, direkt neben dem Bereich liegt, der den Herzrhythmus steuert. Deshalb hat das übergroße Reparatur-Ödem auch Auswirkungen auf diesen Bereich, der chaotische Befehle ans Herz weiterleitet. Die Ursache des Myokardinfarkts befindet sich damit *im Gehirn und nicht im Herz!*

Doch Hamer zufolge könnten auch im letzteren Falle viele Personen von der Medizin gerettet werden, wenn zum Zeitpunkt der epileptoiden Krise (oder kurz davor) eine endovenöse Injektion mit einer hohen Dosis Cortison vorgenommen würde und dem Patienten Sympathikotonika wie Kaffee, Tee usw. gegeben würden, vor allem aber keine Infusionen, da dadurch dem sowieso schon zu großen Gehirnödem nur noch mehr Wasser zugeführt wird.

Die Hetzfahrt mit dem Krankenwagen mit heulenden Sirenen und das oft als "Angriff" auf das Herz empfundene EKG tragen dann zusätzlich noch zur Verringerung der Überlebenschancen bei. Tatsächlich ist beobachtet worden, dass Infarktgeschädigte zu Hause mehr Heilungschancen als im Krankenhaus haben.

Das Perikard

Das Herz wird vom Perikard oder Herzbeutel umschlossen und in seiner Position gehalten. Es handelt sich um eine Art Beutel, der das Herz umgibt und schützt, ihm aber gleichzeitig genügend Bewegungsfreiheit lässt, um sich schnell und kräftig zusammenziehen zu können.

"Lieber Mann, von jetzt an müssen Sie schön aufpassen, sonst droht Ihnen eine Herzoperation." Wenn der Patient diese Diagnose als "Angriff" auf seine Herz erlebt, wenn er Angst um sein Herz oder um das eines seiner Lieben bekommt, wenn er sich vor den Schmerzen, Palpitationen oder davor fürchtet, aufgrund des Herzproblems geschwollene Beine zu bekommen, dann läuft er Gefahr, ein perikardiales Mesotheliom zu entwickeln. Die biologische Lösung besteht in einer Perikarditis (Herzbeutelentzündung) mit Tachykardie und Atembeschwerden. Diese Symptome lösen ihrerseits häufig wieder ein neues Trauma aus und setzen damit einen Teufelskreis in Gang, aus dem man nur schwer wieder ausbrechen kann.

Koronarvenen – Lungenembolie

In den Koronarvenen fließen die gesammelten Abfallstoffe und das inzwischen mit Kohlendioxyd gesättigte Blut zu den Lungen hin, wo es wieder mit Sauerstoff angereichert wird.

Im Tierreich empfindet das Weibchen ein instinktives Bedürfnis nach Schutz, nach Paarung, wenn es läufig ist, und danach, ernährt zu werden, sodass es sich ausschließlich darauf konzentrieren kann, Junge zur Welt zu bringen. Übertragen auf den Menschen kann sich all das in Form von folgenden Konflikttypen äußern: nicht im Mittelpunkt der Aufmerksamkeit stehen, nicht genügend Liebe bekommen, sich sexuell frustriert und als Frau zweiter Klasse fühlen, was wiederum dem Konflikt eine territoriale Note gibt.

Während Anna dachte, sie hätte eine außergewöhnliche Liebesnacht verbracht, hörte sie ihren Mann sagen, dass es für ihn eine Nacht wie jede andere gewesen war. Die Frau erlebte dies als ein Trauma sexueller Frustration mit territorialen Zügen, in dessen Folge Geschwüre am Gebärmutterhals und in den Koronarvenen auftraten. Die Frau löste den Konflikt, indem sie sich von ihrem Mann trennte, und überlebte die anschließende Lungenembolie, die im Moment der epileptoiden Krise auftrat.

DAS LYMPHSYSTEM

Das Lymphsystem besteht aus einer Flüssigkeit, der Lymphe, aus den für deren Transport zuständigen Lymphgefäßen sowie aus anderen beteiligten Strukturen und Organen, die Lymphgewebe und Knochenmark enthalten, dem Bildungsort der Lymphozyten, einer Art weißer Blutkörperchen, die in den Lymphknoten vorkommen und in engem Zusammenhang mit dem Immunsystem stehen.

Der damit zusammenhängende Konflikt ist vom Typ: "Ich fühle mit angegriffen und möchte mich verteidigen." Also kommt es zu einer Geschwürbildung im Lymphsystem, um eine größere Menge von Lymphozyten und Monozyten (mein "Abwehrsystem") durchfließen und damit heranreifen zu lassen. Das ist zumindest der biologische Sinn des Ganzen.

Die Lymphknoten oder -drüsen verhalten sich wie die Knochen: Es bilden sich "Löcher" oder Nekrosen in der Sympathikotonie-Phase, und in der Vagotoniephase kommt es zu Schwellungen, so genannten Adenopathien.

Ein Mann hat durch das Scheitern seiner Ehe ein Trauma erlebt, verbunden mit Angst und Herabsetzung des Selbstwert-gefühls. Doch nach kurzer Zeit findet er eine neue Partnerin und löst damit seinen Konflikt. Die Reparationsphase manifestiert sich in Form einer Lymphknotenschwellung im rechten Achsel-bereich, einem angeschwollenen Arm und Furunkulose.

DER ATMUNGSAPPARAT

Der Atmungsapparat (Apparatus respiratorius) dient dem Gasaustausch, d.h. der Aufnahme von Sauerstoff und der Ab-gabe von Kohlendioxyd. Die Atmung ermöglicht diesen Gas-austausch zwischen Atmosphäre, Blut und Zellen durch drei verschiedene Prozesse:

– durch die Ventilation der Lungen, über die durch Einatmen und Ausatmen der Luftaustausch zwischen den Lungen und der Atmosphäre stattfindet;
– durch die äußere Lungenatmung, die den Gasaustausch zwischen Lungen und Blut bewerkstelligt;
– durch die innere Atmung, bei der es zu einem Gasaustausch zwischen Blut und Zellen kommt.

Zu den Atmungsorganen gehören die oberen Atemwege (Nase, Rachen) und die unteren Atemwege (Kehlkopf, Luft-röhre, Bronchien und Lungen). Wir wollen hier nur auf jene Konflikte näher eingehen, die die für den Gasaustausch verantwortlichen Organe, d.h. Lungen und Bronchien, betreffen.

Die Lungen

Es gibt Körperteile, ohne die wir leben oder überleben können, wie etwa Milz, Gallenblase, Arme und andere Organe, die lebenswichtig sind. Ohne die Lungen, ohne die Lungenbläschen (Alveolen), die dafür sorgen, dass der Sauerstoff in unseren Körper gelangen kann, wo er für die verschiedenen Oxidationsvorgänge gebraucht wird, ist ein Überleben unmöglich.

Bei dem Konflikt, der die Lungen in Mitleidenschaft zieht, geht es um die tief in unserem Inneren vorhandene, uralte Angst vor dem Sterben, die Angst, nicht mehr atmen zu können, zu ersticken, nicht genügend Luft zu bekommen. Der Organismus erzeugt daraufhin spezielle Alveolarzellen, um mehr Sauerstoff aufnehmen und somit überleben zu können. Die runden Herde in der Lunge, die bei Röntgenaufnahmen sichtbar werden, bedeuten, dass der Todesangstkonflikt zu lange angedauert hat, und dass der Organismus seine gut gemeinte Produktion von Spezialzellen übertrieben hat. Die kompakten Alveolartumoren vermehren sich bis zur Lösung des Konflikts. Die Röntgenaufnahme deckt die Angst vor dem eigenen Tod anhand von verschiedenen weißlichen Flecken auf, während die Angst vor dem Tod eines anderen Menschen an einem einzigen solchen Fleck erkennbar wird. Die Angst, beim Sterben zu leiden, äußert sich in Gestalt von verschiedenen Flecken, Knötchen im oberen Lungenteil, die nach unten hin immer kleiner werden.

In dem Moment, in dem die Person keine Angst mehr vor dem Sterben hat, ist der Konflikt gelöst, und all die Zellen, die der Körper zum Überleben erzeugt hat, werden überflüssig. Wenn man das Glück hat, nicht gegen Tuberkulose geimpft worden zu sein, beginnen die Koch-Bazillen, die uralt sind und auf das Entoderm einwirken, die Lungen von allen Tumorzellen zu reinigen. Am Ende lassen sie runde, gut gereinigte Cavernen bzw. Hohlräume zurück. Das Problem ist gelöst, falls durch falsche Interpretation keine Tuberkulose diagnostiziert und damit ein erneuter Todesangstkonflikt und ein neuer Lungenkrebs ausgelöst wird.

Die Bronchien

Im Laufe der Entwicklungsgeschichte der menschlichen Spezies sind die Bronchien sehr viel später als die Lungen ausgebildet worden. Während die Bronchien ihren Ursprung im Ektoderm haben, stammen die weitaus älteren Lungen vom Entoderm ab. Deshalb ist auch der die Bronchien betreffende Konflikt weniger schwerwiegend für den Organismus, obwohl er ebenfalls mit dem "Nicht-genügend-Luft-bekommen" zusammen-hängt. Aber hier handelt es sich um die Luft, die uns in unserem Lebensraum oder Territorium umgibt.

Es geht um das Mindestmaß an Luft, das jeder von uns braucht: "Lass mir doch etwas Luft." "Du raubst mir den Atem." "Seit mein Mann in Rente ist, hat sich mein Lebensraum eingeschränkt." "Ich bin gezwungen, einen Teil meines Hauses zu vermieten." "Seit wir einen neuen Direktor haben, ist es bei der Arbeit einfach nicht mehr so wie früher." Wenn im Moment des Traumas ein Angstgefühl vorherrscht, bilden sich Geschwüre in den linken Bronchialästen. Ist hingegen ein Gefühl des Revierverlusts vorherrschend, tauchen die Geschwüre in den rechten Bronchialästen auf. Und da das Revier selbst in Gefahr ist, können die Auswirkungen des Schocks gleichzeitig auch die Koronarien betreffen.

Wie immer tritt der Körper bei Überwindung des Konflikte-reig-nisses in die Reparationsphase ein und kapselt die Geschwüre ab. Die intrabronchiale Schleimhaut schwillt an, die periphere Belüftung reicht nicht mehr aus, was eine periphere Atelektase (unvollständige Aufblähung der Lungenbläschen infolge Luftmangels) zur Folge hat, die häufig zu Unrecht für einen Bronchialtumor gehalten wird. Sie geht mit feuchtem Husten und Katarrh einher sowie mit umfangreichem Auswurf, wobei überschüssiges Narbengewebe ausgeschieden wird. Je länger der Konflikt gedauert hat, desto größer ist das Risiko einer Atelektase.

- Ein leichter Konflikt hat in der Reparationsphase eine Grippe zur Folge.
- Ein intensiverer Konflikt geht in der Vagotoniephase mit Bronchitis oder Asthma einher.
- Ein schweres Schockerlebnis erzeugt hingegen große Löcher, die in der Reparationsphase in Bronchialkarzinome übergehen.

Sogar die Mäuse wissen Bescheid

Hundert Hamster und hundert Mäuse wurden ein Jahr lang Rauch ausgesetzt, doch am Ende des Experiments wiesen nur die Mäuse Lungenkrebs auf.

Wie immer lässt sich der Grund dafür in der biologischen Programmierung, dem genetischen Erbe jeder einzelnen Gattung, finden. Hamster leben unter der Erde, wo sich aus Mangel an Sauerstoff kein Feuer entwickeln kann. Sie sind daher nicht auf Raucherkennung programmiert. Mäuse leben hingegen in Kornkammern und Scheunen, wo auf Grund von Selbstentzündung Brände entstehen können. Rauch ist für sie das erste Gefahrensignal, das bei ihnen Todesangst auslöst und damit den Impuls zu fliehen.

Im Licht dieser Tatsachen drängt sich ganz spontan die Frage auf, was dann eigentlich Tabak mit Lungenkrebs zu tun haben soll....

Grippeepidemien

In einer Stadt taucht der Virus der "chinesischen" Grippe auf, und alle fünfzigtausend Einwohner werden innerhalb weniger Tage damit infiziert, doch nur die Hälfte davon bekommt auch Fieber. Das sind die-jenigen, die im Laufe des vergangenen Jahres einen kleinen Revierkonflikt gelöst haben. Mit dem Auftreten des Virus beginnt bei ihnen die Reparationsphase. Der Grippevirus bringt bei ihnen alles wieder in Ordnung und baut dem Entstehen eines Bronchialkrebses vor: Herzlich willkommen, Grippe!!!

Was hingegen Grippeschutzimpfungen betrifft, muss man sich spontan fragen, wem sie wohl nützen. Sicher nicht den zukünftigen Grippekranken, die sich mit einem geschwächten Immunsystem konfrontiert sehen und dadurch Gefahr laufen, weitaus schwerere Krankheiten zu bekommen. In unseren Augen beantwortet sich diese Frage von selbst!

DIE FORTPFLANZUNGSORGANE

Die Fortpflanzung sorgt dafür, dass Nachkommen einer Gattung geboren werden und dass das genetische Material von einer Generation auf die nächste weitergegeben wird. Zu den Fortpflanzungsorganen des Mannes gehören die Hoden oder männlichen Keimdrüsen, die der Spermienerzeugung und der Hormonabsonderung dienen. Die Fortpflanzungsorgane der Frau umfassen die Eierstöcke (in denen die Eizellen und Hormone gebildet werden), die Eileiter und die Gebärmutter sowie die äußeren Geschlechtsorgane. Auch die Brust wird als Teil der Fortpflanzungsorgane der Frau angesehen.

Die Brust

Im Zusammenhang mit der Brust treten vier Hauptkonfliktarten auf:

– *Brustdrüse (Glandula mammaria):*
  Das emotionale Trauma hat etwas mit dem eigenen Revier oder "Nest" zu tun, dort, wo die Schwalbe ihre Jungen zur Welt bringt, füttert und aufzieht. Im weiteren Sinne handelt es sich um einen Konflikt in Bezug auf alle, denen die Frau Muttergefühle entgegenbringt und die sie unter ihre "schützenden Flügel" genommen hat. Geht es dabei beispielsweise um Kinder, wird von dem Konflikt in der Regel die linke Brust betroffen (bei einer Rechtshänderin). Steht hingegen der Partner im Mittelpunkt des Konflikts (ohne sexuelle Kompo-nente), beispielsweise ein Mann, dem die Frau mütterliche Gefühle entgegenbringt, oder im weiteren Sinne ein Freund, die Eltern, Neffen, Nichten, Enkel oder Geschwister (oder sogar der eigene Hund, den sie beschützen will), wird bei einer Rechtshänderin die rechte Brust betroffen sein.
  In der konflikt-aktiven Phase kommt es zur Bildung eines verhärteten Knotens, dessen Größe von der Dauer des Konflikts abhängt. In dieser Phase wird bei der Patientin häufig ein Brusttumor diagnostiziert. In der Reparationsphase erfolgt durch den Einfluss von Bakterien eine übel riechende Verkäsung und damit eine Reduzierung des Tumors. Sind keine Bakterien vorhanden, wird der Knoten in einer Zyste eingekapselt und so der Zellvermehrung durch Mitose Einhalt geboten.
  In diesem Fall ist der Tumor keine Lösung, die in Gang gesetzt wurde, um das eigene Überleben zu garantieren, sondern eine Lösung "für eine andere Person": Mein Kind schwebt in Lebensgefahr, also produziere ich mehr Milch und eine nahrhaftere Milch, damit es überleben kann. Das ist die "biologische Funktion" des Brustdrüsenkrebses.
– *Milchgänge (Ducti lactiferi):*
  Sind die Milchgänge betroffen, handelt es sich um einen Trennungskonflikt und einen Mangel an Kommunikation mit einer

uns nahe stehenden Person, die wir am liebsten an die Brust drücken würden. Das kann sein: ein Ehemann, der aus beruflichen Gründen häufig abwesend ist (rechte Brust), ein Kind, das weggeht, um seine Ausbildung fern von Zuhause fortzusetzen (linke Brust).
Aus embryologischer Sicht sind die Milchgänge Invaginatio-nen (Einstülpungen) der Brustwarze und damit des Ektoderms.
In der Sympathikotonie-Phase erfolgt eine Geschwürbildung und anschließend – in der Vagotonie-Phase – eine Schwellung der Schleimhaut des Pflasterepithels, das die Milchgänge auskleidet. Die Schwellung wird von einer Sekretion begleitet, die nicht abfließen kann, da die Milchgänge durch eben diese Schwellung verschlossen sind. Das hat eine mehr oder weniger ausgeprägte Entzündung hinter der Brustwarze zur Folge, die häufig fälschlicherweise als ulzerativer Krebs diagnostiziert wird.

– *Brusthaut:*
  Bei diesem Konflikt fühlt sich die Betroffene "besudelt" oder "beschmutzt", oder aber sie fürchtet einen Angriff auf die eigene Unversehrtheit, zum Beispiel körperlich entstellt zu werden: eine große Narbe auf der Brust, eine Verunstaltung oder gar Abnahme der Brust usw.
  In der Sympathikotonie-Phase tauchen braune Flecken, Furunkel auf, die bei länger anhaltendem Konflikt immer größer werden. In der Vagotonie-Phase kommt es unter Einfluss von Bakterien zu einer übelriechenden Reduzierung.
– *Nervenendigungen der Brust:*
  In diesem Falle handelt es sich um einen Konflikt des "Nicht-berührt-werden-Wollens", des unzureichenden Abstands. "Ich will nicht mehr von meinem Mann berührt werden", "Ich will nicht mehr vom Arzt abgetastet werden", "Ich will nicht mehr der Strahlentherapie ausgesetzt sein."
  In rascher Folge bilden sich kleine körnchenartige, kugelähnliche und äußerst bewegliche Gebilde, die beim Betasten immer wieder unter den Fingern wegrutschen. Es handelt sich dabei um die Flüssigkeit der Nervenhüllen, die weniger zirkuliert und gallertartig wird. Hat der Konflikt nicht lange angedauert, verschwinden sie wieder, andernfalls werden sie in Zysten eingekapselt.

Die Keimdrüsen (Eierstöcke – Hoden)

Hier handelt sich um einen enormen Verlustkonflikt, der häufig von Schuldgefühlen und von dem Eindruck begleitet wird, einen Tiefschlag versetzt bekommen zu haben. Beispielsweise kann das der Verlust eines Sohnes, einer Tochter oder einer anderen nahe stehenden Person sein, die wir nie mehr wiedersehen werden.

Die Henne und das Ei

Es war einmal eine Henne, der der Bauer jeden Tag ihr Ei wegnahm. Das Tier war sehr traurig darüber und erlebte jedes Mal einen Verlustkonflikt, den es löste, indem es ein neues Ei legte. Doch der Bauer kam immer wieder und nahm es ihr weg. Dem folgte ein neuer Verlustkonflikt, der durch die Produktion eines neuen Eies gelöst wurde (für die Löwin und die Frau besteht die biologische Lösung eines Verlustkonflikts in der Entstehung eines Eierstocktumors, der die Bildung von mehr Eizellen ermöglicht). Doch dadurch, dass der Henne das Ei ständig weggenommen wird, wird der Verlustkonflikt zu einem Trennungstrauma, und sie fängt an, die Federn am Hintern zu verlieren. Mit der Zeit kommt ein Verlusttrauma in Bezug auf ihr potenzielles Revier - ihre Küken - hinzu, und sie verfällt in Depression. Das ist also der Grund dafür, dass die Hennen Eier legen, ihre Federn verlieren und immer deprimiert sind!

Karlchens Dackel

Karlchen hatte einen kleinen Hund, einen richtigen Kläffer, der den ganzen Tag nur bellte. Der Junge war ein Einzelkind, und da seine Eltern oft aus beruflichen Gründen unterwegs waren, ließen sie ihn mit einer alten Tante zu Hause zurück. Der Dackel war Karlchens liebster Spielgefährte. Er war sein Freund. Er redete und spielte Verstecken mit ihm. Er streichelte ihn, hielt ihn fest an sich gedrückt, rannte ihm durch das ganze Haus nach, und wenn alle beide dann vom Spielen müde waren, schliefen sie auf dem Sofa im Wohnzimmer zusammen ein. Eines Morgens legte der Junge dem Hund die Leine an, um zusammen mit der Tante einen Spaziergang zu machen. Der Hund roch auf der anderen Straßenseite ein läufiges Weibchen, riss sich mit der Leine los und stürzte sich mitten in den Verkehr. Ein Auto überfuhr ihn. Trauma: In einem einzigen Augenblick verlor der Junge das, was ihm am meisten am Herzen lag, und hatte dazu noch Schuldgefühle, weil er nicht gut genug aufgepasst hatte.

In der konflikt-aktiven Phase kommt es in diesen Fällen zu einer Nekrose des Zellzwischengewebes der Eierstöcke oder der Hoden. Doch während der Reparationsphase baut sich das nekrotisierte Gewebe wieder auf und bildet eine Zyste, die die Funktion hat, eine größere Menge an Sexualhormonen (Testosteron oder Östrogen) zu produzieren, um die Männlichkeit des Mannes und die Weiblichkeit der Frau zu erhöhen. In diesem Fall haben wir es also mit einer biologischen Lösung zu tun, die nicht auf das Überleben des Individuums ausgerichtet ist, sondern auf das Überleben der Spezies. Denn wir sind sowohl auf unser eigenes Überleben als auch auf das Fortbestehen unserer Gattung programmiert!

Spezialfall: Zysten

Nieren- und Eierstockzysten entwickeln sich über denselben Zeitraum wie eine Schwangerschaft. Es dauert neun Monate, bis eine Zyste in der Lage ist, die ihr vom Organismus zugedachten Funktionen zu erfüllen. Hamers Ansicht nach sollten Zysten während dieser neun Monate nicht entfernt werden, weil sie an den umliegenden Organen anhaften. Da sie kein eigenes Blutgefäßsystem besitzen, bedienen sie sich während dieser Zeit der umliegenden Organe, um ihre Blutzufuhr sicherzustellen. Diese normale biologische Tatsache wurde seiner Meinung nach bis heute zu Unrecht als tumoraler Auswuchs mit Infiltrationscharakter angesehen, wobei als Beweis dafür angeführt wird, dass ein Teil dieser infiltrierenden Tumoren sich auch bei Entfernung bis zum Ende der neun Monate nachbildet und deshalb erneut entfernt werden muss. In diesem Fall werden sie häufig als besonders bösartige Tumoren angesehen. In Wirklichkeit sollte die Zyste, der Tumor oder das Organ nicht entfernt werden, bevor der Tumor eingekapselt ist, denn in der Zeit, in der er sich vergrößert, bilden sich Verzweigungen zu den benachbarten Organen aus, die ihn mit Blut versorgen. Das Hirn gibt anschließend den Befehl, diese Verbindungsleitungen im zweiten Teil der Vagotoniephase zu unterbrechen, und das Organ wird wieder autonom. Erst jetzt sollte ein chirurgischer Eingriff erfolgen, wenn die Größe oder die Lage der Zyste dies nötig erscheinen lassen.

Die Eileiter

Sind die Eileiter betroffen, handelt es sich um einen Konflikt mit einer "halb-sexuellen" Note, wie etwa einen Streit, bei dem grobe Ausdrücke verwendet werden, meistens mit einer Person männlichen Geschlechts. Die Schleimhautvermehrung führt in der Regel zu einem völligen Verkleben der Eileiter.

In der Auflösungsphase erfolgt eine verkäsende Nekrose, die mit einer leichten Blutung einhergehen kann.

Als Beispiel ließe sich eine noch ungeübte Reiterin anführen, die mit ihrem Pferd einen anderen Reiter rammt und von ihm daraufhin mit allen möglichen Beschimpfungen und vulgären Ausdrücken bedacht wird. Oder aber ein Mädchen aus gutem Hause, um die ständig ein zwielichtiger Kerl herumschwirrt, der ihr obszöne Anträge macht und sie nicht in Ruhe lässt.

Die Gebärmutter

Die Gebärmuttererkrankungen und die damit zusammenhängenden Konflikte sind unterschiedlicher Natur, je nachdem welche der drei Bereiche in Mitleidenschaft gezogen sind:

- die Gebärmutterschleimhaut (Endometrium), die vom Entoderm abstammt;
- der Gebärmutterhals, der ektodermalen Ursprungs ist;
- das Muskelgewebe der Gebärmutter, das vom Mesoderm des Kleinhirns abgeleitet ist.

- *Die Gebärmutterschleimhaut (Endometrium)*

  "Mein Enkel hatte eine so nette Freundin gefunden, so anständig, wie die Mädchen früher. Sie war ganz auf Haushalt und Familie eingestellt, und dazu noch gebildet und gut erzogen. Stellen Sie sich vor, jedes Mal, wenn sie mich besuchen kam, hat sie mir eine Schachtel mit meinen Lieblingspralinen mitgebracht.» Die arme Frau redete sich mit Tränen in den Augen ihren Kummer von der Seele. «Ich mochte sie so gern und war so froh für meinen Enkel! Aber die jungen Leute von heute, wer weiß, was die im Kopf haben. Stellen Sie sich nur vor: Letzte Woche hat er doch tatsächlich mit ihr Schluss gemacht und sich mit einer anderen zusammengetan, die mir überhaupt nicht gefällt."

Die Großmutter macht einen Konflikt hinsichtlich eines Lebensaspekts ihres Enkels durch, der ihr unerträglich erscheint. Der Konflikt hat sich in Form eines Tumors im Gebärmutterkörper manifestiert.
Eine fünfundvierzigjährige Mutter kommt mit einem Tumor in der Gebärmutterhöhle zu uns. Wir erklären ihr die Gesetze der *Neuen Medizin* und machen ihr darauf aufbauend klar, dass sie kurz vor der Entdeckung ihres Tumors ein Familiendrama mit sexueller Komponente etwa folgender Art erlebt haben muss: "Das macht man doch nicht." Oder aber einen Konflikt in Bezug auf das Sexualleben einer ihr nahe stehenden Person, eines Sohns oder einer Tochter, einer Freundin, eines Neffen oder einer Nichte. Kaum haben wir das gesagt, beginnen ihre Augen feucht zu werden, ihre Stimme zittert und sie errötet. "Liebe Frau, lassen Sie die Katze aus dem Sack. Erleben Sie das Gefühl noch einmal, denn nur indem sie das, was passiert ist, in Worte fassen und es so loswerden, wird ihr Gehirn nachgeben, den ausgegebenen Befehl umkehren, und Sie werden anfangen zu heilen." Die Frau bricht in Tränen aus und sagt: "Meine Tochter ist von einem Schwarzen vergewaltigt worden." Wir nehmen daraufhin ihre Hände in unsere und stellen fest, dass sie unheimlich heiß geworden sind. Der Puls, der zuvor nur schwach zu spüren waren, schlägt jetzt stark und kräftig. Wir lassen sie ausweinen und erklären ihr dann, was ihr Körper in den nächsten Tagen machen wird: "Da Sie noch nicht in den Wechseljahren sind, erschrecken Sie nicht, wenn Sie in den nächsten Tagen starke Blutungen bekommen und viel Blut verlieren werden. Ihr Körper wird den Tumor ausscheiden, und wenn Sie sich wirklich mit dem, was passiert ist, abgefunden haben, werden Sie den dunklen Tunnel hinter sich haben."

– *Der Gebärmutterhals*
Während die Tumoren des Gebärmutterkörpers in der Sympathikotonie-Phase auftreten, d.h. wenn der Konflikt noch aktiv und ungelöst ist, fällt das Auftreten eines Gebärmutterhalstumors in die Vagotonie- oder Reparationsphase. Es ist äußerst wichtig für die Patientin, dass sie begreift, dass ihr Körper sich bereits auf dem Weg der Heilung befindet, auch

wenn sie noch nicht das Stadium des vollkommenen Gleichgewichts (Normotonie) erreicht hat. Tatsächlich erhält der Körper nach Bewältigung des Traumas vom Gehirn den Befehl, die in der konflikt-aktiven Phase gebildeten Geschwüre wieder zu reparieren.
Es geht bei Gebärmutterhalserkrankungen um einen Konflikt in Bezug auf sexuelle Frustriertheit, beispielsweise weil der Mann die Frau verlassen hat, die Frau eine Trennung schlecht verkraftet, oder aber die Frau befindet sich in einer Situation ungesunder sexueller Abhängigkeit von einem allzu gleichgültigen oder – im Gegenteil – aufdringlichen Partner.

– *Das Muskelgewebe der Gebärmutter*
Hier treten die Fibrome auf, von denen viele Frauen betroffen sind und bei denen es sich eigentlich um die Reparatur einer Nekrose des Gebärmuttermuskels handelt. Dazu kommt es aufgrund eines Minderwertigkeitsgefühls, beispielsweise weil die Frau keine Kinder bekommen kann oder nicht das Kind bekommen hat, das sie gerne gehabt hätte. Hier steht die Frau als Mutter im Mittelpunkt und nicht mehr als Geliebte (Gebärmutterhals).
Franca S. verliert nach sechsmonatiger Schwangerschaft ihr Kind. Es wäre ein prächtiger Junge geworden, das hatte sie auf dem Ultraschallbild schon gesehen. Nach zwei Jahren wird sie wieder schwanger, doch dieses Mal bringt sie ein Mädchen auf die Welt. Einige Wochen später wird bei ihrer Mutter ein Krebs der Gebärmuttermuskulatur diagnostiziert (Konflikt aufgrund von Identifizierung mit der Tochter).

Die Prostata

Es war Elenas Geburtstag, und ihr Mann Luigi hatte sie, wie früher, als sie noch frisch verliebt waren, zu einem romantischen Abendessen bei Kerzenlicht ins Restaurant eingeladen. Er hatte ihr ein schönes Armband geschenkt, und sie hatten einen wunderbaren Abend verbracht. Schon beim Heimfahren dachte Luigi an die heiße Liebesnacht, die ihn nun erwartete, doch trotz aller Zärtlichkeiten von Seiten Elenas ging Luigi leer aus. Er erlebte das als einen Konflikt, nicht gut genug zu sein, der “sexuellen

Norm" seiner Frau gegenüber nicht zu genügen. Das Trauma war so stark, dass ein Prostata-Adenom die Folge war.

Die Prostata oder Vorsteherdrüse hat zwei biologische Funktionen:

– Sie enthält ein natürliches Antiseptikum, das die Geschlechtswege reinigt.
– Sie "steht" der Geschlechtsfunktion wie ein Orchesterdirigent "vor" und kann damit auch bei einem Mann in fortgeschrittenem Alter die Fortpflanzungsmaschinerie nötigenfalls in Gang setzen.

Folglich sind auch zwei Konfliktarten möglich:

– ein Konflikt der unangemessenen, nicht der Norm entsprechenden Sexualität im Ehe- oder Paarleben, in Bezug auf einen Partner, der sich schlecht oder unangenehm benimmt, oder
– ein "halb-geschlechtlicher" Konflikt in Bezug auf etwas Böses oder Gemeines.

Unter "halb-geschlechtlich" verstehen wir, dass der Schwerpunkt des Konfliktinhalts im eigentlichen oder übertragenen Sinne nicht ausschließlich auf die Geschlechtsebene beschränkt ist, sondern dass die sexuelle Note nur eine Art "Begleitmusik" darstellt, was diesen Konflikt von den rein sexuellen unterscheidet.

DER VERDAUUNGSAPPARAT

Die Nahrung ist für den Organismus lebensnotwendig, weil sie seine Energiequelle darstellt. Doch um von den Zellen genutzt werden zu können, muss sie durch die Verdauung in entsprechend kleine Moleküle zerlegt werden. Die Organe, die für diese Prozesse verantwortlich sind, bilden zusammen den Verdauungsapparat.

Der Nahrungsweg

Sie kommen gerade vom Einkaufen und befinden sich auf dem Heimweg, als Ihnen ein streunender Hund über den Weg läuft, der in einer Mülltonne nach etwas Essbarem sucht. Von Mitleid gerührt beschließen Sie, dem Hund eine Scheibe von dem Fleisch zu geben, das Sie sich gerade für das Mittagessen gekauft haben. Sie haben ja sowieso eine mehr gekauft. Also pfeifen Sie nach dem Hund, der daraufhin zu Ihnen hersieht. Sie rufen ihm zu: «Fang auf!» und werfen ihm das Fleisch hin. Der Hund schnappt das Fleisch, schaut sich dabei aber ständig um, weil er Angst hat, ein anderes Tier könnte es ihm im letzten Moment noch wegschnappen. Er schlingt es, ohne zu kauen, hinunter und denkt: «Endlich etwas Gescheites zu futtern!» Dann rennt er in einen Torweg, sucht sich ein ruhiges Plätzchen und fängt an, den "Brocken" zu verdauen. Der Magen tut sein Möglichstes, um die Nahrung zu zersetzen, die dann zur Assimilation in den Darm weiterwandert, während auch die Leber und die Bauchspeicheldrüse ihren Beitrag leisten. Und schließlich gelangt das, was von dem leckeren Fleisch ungenutzt bleibt, in den hinteren Teil des Dickdarms, um im geeigneten Moment ausgeschieden zu werden.

Für das Tier ist der "Brocken" tatsächlich die Nahrung, die Beute, die es braucht, um seinen Hunger zu stillen und zu überleben. Doch für den Menschen kann dieser Brocken neben seiner eigentlichen auch übertragene Bedeutung annehmen, wie beispielsweise etwas, das wir gerne möchten, das uns aber im letzten Moment durch die Lappen geht, die Wohnung oder das Haus, das wir nicht finden, das Auto, das uns gestohlen wurde, das Geld, um ans Ende des Monats zu kommen, unser Ruf am Arbeitsplatz, ein Vertrag, der geplatzt ist, das Spielzeug, das ich jeden Tag in einem Laden sehe, aber nicht haben kann, eine erwartete Erbschaft, die uns im letzten Moment entgeht usw.

Der Mund und der Gaumen

Ein Mann war überzeugt davon, im Lotto gewonnen zu haben, aber plötzlich merkte er, dass er den Lottoschein verloren hatte. Er hatte den "Bissen" praktisch schon im Mund, konnte ihn aber nicht hinunterschlucken. Daraufhin bekam er ein Adenokarzinom am Gaumen.

Der Mund und die Mundschleimhaut

Maria hat zu einer ihrer Kolleginnen ein ausgesprochen gutes Verhältnis, doch nach einem Missverständnis geht die Freundin auf Distanz. Maria kann das Verhalten der Kollegin nur schwer ertragen und versucht deshalb vierzehn Tage lang, sie zu treffen, um sich mit ihr auszusprechen und die Sache zu klären. Sie erlebt das Ganze als Stress, weil sie einen Meinungs-austausch möchte, es ihr aber nicht gelingt, die Kollegin alleine anzutreffen, da diese ihr sogar aus dem Weg geht. Da Maria erschöpft ist und keine Lust mehr auf Stress hat, lässt sie die Sache auf sich beruhen und akzeptiert die Situation. Sie tritt also in die Phase der Konfliktlösung ein, und ein paar Tage später bekommt sie im Mund eine große und schmerzhafte Aphte.

Die Mandeln

Es handelt sich dabei um Ansammlungen von Lymphfollikeln, die teilweise auch in den Schleimhäuten des Rachens, des Gaumens und der Zunge vorhanden sind, und deren Funktion darin besteht, fremde Substanzen, die über den Nahrungsweg oder über die Atemwege aufgenommen wurden, aufzuhalten.

Der Spatz auf dem Fensterbrett

Ein frischer Frühlingswind verteilt gerade die Samen der Pflanzen an die Natur, als ein Spatz auf dem Fensterbrett seinen Schnabel weit aufsperrt und einen Samen auffängt. Doch sofort schnappt ihm ein anderer zwitschernder Spatz in der Nähe den Samen weg und fliegt davon. Da kommt ein dritter im Sturzflug herab und klaut dem zweiten den Samen aus dem Schnabel. Solange der Samen nicht im Magen gelandet ist, besteht immer noch die Gefahr, dass er von anderen weggenommen wird, und der Spatz macht folgendes Trauma durch: «Ich habe zwar den Brocken geschnappt, aber er kann mir immer noch entgehen.» Angina ist in diesem Falle die Lösung des Konflikts.

Die Speiseröhre

Ursprünglich war die gesamte Speiseröhre mit Darmepithel ausgekleidet, das später in den oberen zwei Dritteln durch Pflasterepithel (Ektoderm) ersetzt wurde, wenn auch manchmal noch "Inseln" der ursprünglichen Darmschleimhaut vorhanden sind. Das untere Drittel ist hingegen mit Schleimhaut entodermalen Ursprungs ausgekleidet.

Sind die oberen zwei Drittel der Speiseröhre betroffen, handelt es sich um einen Konflikt vom Typ "Ich kann den Brocken einfach nicht schlucken." Es ist etwas, das mir "im Hals stecken bleibt". Die Folge davon sind Geschwürbildungen im oberen Speiseröhrenabschnitt in der konflikt-aktiven Phase ("Ich vergrößere die Speiseröhre, damit der Brocken durchgeht"). Darauf folgt in der Reparationsphase eine Entzündung der von den Geschwüren betroffenen Zone mit Stenose (Verengung) und Schluckbeschwerden. Man braucht dann nur auf den Eintritt der Normotonie (die Heilung) zu warten, denn etwas anderes kann nicht geschehen.

Im unteren Drittel handelt es sich um einen ähnlichen Konflikt: Wir können etwas, von dem wir glaubten, es bereits in der Tasche zu haben, nun doch nicht "schnappen und hinunterschlucken". Das führt in der Symathikotonie-Phase zur Ent-stehung eines Adenokarzinoms, das häufig durch Verkäsung spontan heilt, ohne überhaupt diagnostiziert worden zu sein. Was davon übrig bleibt, wird irrtümlich für Krampfadern der Speiseröhre gehalten.

Der Magen

Hier muss zwischen der großen Magenkrümmung (die dem Entoderm entstammt) und der kleinen Magenkrümmung, dem Bulbus duodeni (1. Abschnitt des Zwölffingerdarms) sowie dem Magenpförtner (Pylorus), die ihren Ursprung im Ektoderm haben, unterschieden werden. Demnach unterscheiden sich auch die Konflikte, Erkrankungen und Formen der Reparatur.

– *Große Magenkrümmung*

  Eine Mutter bittet ihre Tochter immer um Geld. Nach einiger Zeit erlebt die Tochter einen zweifachen Konflikt: Sie hat kein Geld mehr, das sie der Mutter geben könnte, und findet das Verhalten ihrer Mutter einfach nicht akzeptabel und unerträglich ("nicht verdaulich").

  Ein Rentner fährt nach dem Tod seiner Mutter in der sicheren Annahme nach Korsika, dort das sich im Familienbesitz befindliche Haus übernehmen zu können. Doch als er dort ankommt, widersetzen sich seine Cousins und Cousinen, und er kann dagegen nichts machen. Das Gesetz vor Ort verbietet es, ein Stück Land aufzuteilen. Er ist bereit, alles Land den anderen zu überlassen, wenn sie ihm nur das Haus geben, doch die Verwandten nehmen sein Angebot nicht an. Das emotionale Trauma hat zwei Aspekte: Zum einen fehlt ihm das Haus und zum anderen kann er die Haltung seiner Cousins und Cousinen einfach nicht verwinden.

Im Augenblick des Traumas erzeugt der Organismus Adeno-karzinomzellen, die in hohem Maße darauf spezialisiert sind, Magensäure abzusondern, um den großen "unverdaulichen Brocken" zu zersetzen und so leichter verdaulich zu machen. Ob der "Brocken" verdaut werden kann oder nicht, bedeutet für den Organismus Leben oder Tod.
In der Reparationsphase intervenieren Pilze und Myko-bakterien (Koch-Bazillen), die säureresistent sind, und verkäsen die inzwischen unnötig gewordenen Spezialzellen.

– *Kleine Magenkrümmung, Bulbus duodeni (1. Abschnitt des Zwölffingerdarms) und Magenpförtner (Pylorus).*
Hier ist der Konflikt durch Revierstreitigkeiten mit einer Person hervorgerufen worden, der wir nicht ausweichen können, die uns jedoch "Bauchgrimmen" verursacht. Der Konflikt dreht sich um Personen oder Situationen, denen wir uns gezwungenermaßen stellen müssen.
In der aktiven Phase kommt es zu Sodbrennen, heftigen Schmerzen, Magengeschwüren, Geschwüren am Magenpförtner oder am Bulbus, während in der Reparationsphase das Geschwür zu bluten beginnt und den Stuhl dunkelrot färbt. Obwohl das Blut im Stuhl ein gutes Zeichen ist, weil es bedeutet, dass die Reparationsphase eingeleitet ist, sind wir bisher daran gewöhnt gewesen, es als negative Manifestation auszulegen. Hingegen birgt die epileptoide Krise gewisse Gefahren in sich, was das Gehirn betrifft. Da wir es hier mit einem Revierkonflikt zu tun haben, kann nämlich ein Myokardinfarkt ausgelöst werden.

Der Dünndarm

Der Darm stellt das letzte Hindernis dar, das es zu überwinden gilt, um den "Brocken" schließlich zu absorbieren, zu integrieren und zu einem Teil von uns selbst werden zu lassen. Handelt es sich dabei aber um eine unverdauliche "Schweinerei", können wir sie nicht absorbieren und bekommen außerdem Angst zu verhungern. Also lässt der Körper oberhalb der Stelle, an der der (tatsächliche oder imaginäre) "Brocken" feststeckt, ein Adenokarzinom entstehen, das die Funktion hat, einen dickflüssigen Saft abzusondern, der den "Brocken" weiterrutschen lässt. In der Reparationsphase schrumpft der gutartige Darmtumor unter dem

Einfluss von Pilzen und Koch-Bazillen durch verkäsende Nekrose zusammen, und es kommt zu Blutungen, die fälschlicherweise als autonome Krankheiten angesehen werden (Crohn-Krankheit, Ileitis usw.). Über den Stuhl werden Darmgewebs-fetzen vermischt mit Schleim ausgeschieden.

Eine Frau wird von ihrem Mann vor die Tür gesetzt. Sie erlebt ein zweifaches Trauma: Man hat ihr eine Gemeinheit angetan, und sie hat Angst, nichts zu essen zu haben, weil sie nichts besitzt. Folgende Krankheiten treten bei ihr in Erscheinung:

- *Crohn-Krankheit*: Vagotoniephase eines Konflikts, da sie eine unakzeptable Gemeinheit erlebt hat. Außerdem hat sie Angst, ihr könnten in Zukunft lebenswichtige Dinge fehlen;
- *Verwachsungen:* Ihre Rolle besteht in der Blutversorgung des in der Reparationsphase befindlichen Organs;
- *Verschluss (Okklusion):* selten; bedingt sowohl durch den Tumor als auch durch das Ödem; nicht bedingt durch den Dünndarmkrebs, der in der Regel nicht mit einem Darmverschluss einhergeht.

Das Kolon (Grimmdarm)

Je näher die auftretenden Probleme am Anus liegen, desto gemeinere, niederträchtigere, verworfenere und schändlichere Züge hat der Konflikt. Es kann sich dabei beispielsweise um einen familiären Gegensatz handeln, den man loswerden, nicht mehr mit sich herumtragen möchte. Wie bei allen anderen Organen ist auch in diesem Fall die Intensität, mit der wir den Konflikt erleben, ausschlaggebend für den Schweregrad der sich daraus ergebenden Krankheit: von einfachen Polypen bis zum großen Tumor mit dem Risiko eines Darmverschlusses. Da wir es hier mit Entoderm zu tun haben, erfolgt bei Auflösung des Konflikts eine nekrotische Gewebsreduzierung unter Verkäsung mit möglichem Blutverlust.

Das Rectum (Mastdarm)

Das Rectum besteht aus zwei übereinandergelagerten Gewebsschichten: einer innen liegenden Ektodermschicht und einer weiter an der Oberfläche verlaufenden Entodermschicht. Ist das Ektoderm betroffen, treten infolge einer Gemeinheit, die uns angetan wurde und die wir möglichst schnell wieder loswerden wollen, bei Auflösung des Konflikts Hämorrhoiden auf. Ist hingegen das Entoderm betroffen, treten zwar ebenfalls Hämorrhoiden auf, doch in diesem Fall in der Sympathikotonie-Phase als Ausdruck eines Konfliktes, der besonders bei Frauen auftritt und bei dem es darum geht, dass sie innerhalb ihres "Reviers" "ihren Platz" nicht finden.

Die Leber

Die chemische Verdauung im Dünndarm hängt nicht nur von dessen Sekretionen ab, sondern auch von der Funktion drei weiterer, damit in Zusammenhang stehenden Organen, die sich jedoch außerhalb des Verdauungstraktes befinden: der Leber, der Bauchspeicheldrüse und der Gallenblase. Nach der Haut ist die Leber das größte Organ des Körpers und mit einem Gewicht von zirka 1,4 Kilogramm beim Erwachsenen die schwerste Drüse. Sie erfüllt eine Reihe von lebenswichtigen Funktionen, wie etwa den Zucker-, Fett- und Eiweißstoffwechsel, scheidet die Galle ab und speichert Vitamine, Mineralsalze und ein Protein, das zusammen mit Eisen Ferritin bildet.

Die Füchsin Evelyn

Der Bauer Sepp hatte einen schönen Hühnerhof mit dreißig fetten Hennen und zwei Hähnen. Jeden Morgen sammelte er die frischen Eier ein und versorgte die Hühner mit dem bestem Futter. Anschließend setzte er sich in ein gemütliches Eckchen und zählte seine Hühner. Er kannte sie alle auseinander, einigen hatte er sogar einen Namen gegeben. Doch eines schönen Tages stimmte etwas nicht: eine Henne fehlte. Er hatte gleich einen Verdacht, lief am Zaun entlang und entdeckte dabei das Loch im Maschendraht. Damit war die Sache klar: Der Fuchs war wieder da gewesen. Die Füchsin Evelyn hatte sich ihr Leben schön eingerichtet: Mit dem prächtigen Hühnerhof in der Nachbarschaft hatte sich ihr Leben verändert. Die Nahrung war gesichert - alle zwei Tage eine Henne und die übrige Zeit das Leben genießen. Eines Tages aber verkaufte Sepp seinen Bauernhof, und es gab keine Hühner mehr. Da fingen für die Füchsin Evelyn die Probleme an. Sie musste jetzt wieder jagen gehen und das Wenige fressen, das sie fand – hier und da eine Eidechse und, wenn sie Glück hatte, eine Maus, mehr nicht. Sie war jetzt ständig hungrig und wusste nie, wann sie wieder ihren Hunger ordentlich stillen könnte. Sie befand sich also in einer Notsituation, und ihre Leber fing an, sich mit allen möglichen Knötchen zu überziehen, um die wenige Nahrung, die sie fand, speichern zu können. Doch dann wurde es Sommer, und ein anderer Bauer übernahm den Hof. Evelyn war also gerettet, und ihre Leber fing an, sich zu regenerieren, um schon nach kurzer Zeit wieder ihre normale Größe zu erreichen.

Der biologische Zweck des Lebertumors besteht in der optimalen Nutzung der wenigen zur Verfügung stehenden Nahrung, denn es handelt sich hier um einen Konflikt, bei dem die Angst vor dem Verhungern im Vordergrund steht. Die Ursache dafür können ein Mangel an finanziellen Mitteln, Familienschwierigkeiten, Angst vor dem Fehlen lebenswichtiger Dinge, tiefe Angst vor einem generellen "Mangel" – in jeder Hinsicht – und sogar Angst vor dem Verhungern aufgrund eines Darmkrebses sein, denn im Darm wird die Nahrung letztendlich absorbiert. Das Wort "Nahrung" ist hier nicht nur im wörtlichen, sondern auch im übertragenen Sinne zu verstehen: alles, was wir zum Überleben brauchen: Geld, Arbeit, Ferien usw.

Der Organismus setzt in diesem Fall also seine "Facharbeiter", die Lebertumorzellen, ein, die verdauen, speichern und auf Hochtouren arbeiten. Die biologische Lösung des Gehirns, um nicht den Hungertod zu sterben, besteht darin, Knötchen zu bilden, die die Funktion kleiner "Speicher" für die Nahrung haben, und damit das Lebervolumen zu erhöhen. Für den Körper werden so in Erwartung besserer Zeiten Reserven angelegt. Ist die "Fastenzeit" dann erst einmal vorbei, aktiviert das Gehirn zur Verkäsung der Knötchen Koch-Bazillen (Lebertuberkulose). Sind keine Bazillen vorhanden, werden die Knötchen in Form von Zysten eingekapselt und kalzifizieren eventuell mit der Zeit. Im zweiten Abschnitt der Reparationsphase ordnet das Gehirn eine Reduzierung des Protrombins an, um das Blut zu verflüssigen und mit Hilfe der weißen Blutkörperchen die Schlacken auszuscheiden.

Hier zwei Beispiele: Ein Mann hat Darmkrebs und unterzieht sich einem chirurgischen Eingriff. Eines Tages setzt seine Versicherung sein Krankengeld herab, und der Mann hat ein Trauma, weil er Angst bekommt, mit dem restlichen Betrag nicht mehr über die Runden zu kommen, was einen neuen Krebs auslöst – dieses Mal an der Leber.

Ein Lebensmittelgeschäft geht in Konkurs. Die Besitzerin sagt: "Das ist unser Ende! Jetzt verhungern wir!" IhreTochter glaubt es, und wenige Zeit später wird bei ihr Leberkrebs diagnostiziert.

Die Gallenwege und die Pankreasgänge

Über diese Systeme gelangen die Galle und der Bauchspeichel (Pankreassaft), die die Aufnahme der Nährstoffe unterstützen, in den Dünndarm.

"Wut und Groll aufgrund einer Ungerechtigkeit": Das sind die Schlüsselworte bei einer Geschwürbildung der Gallenwege innerhalb und außerhalb der Leber. Eine Hepatitis (Leberentzündung) ist die Folge während der Reparaturphase und entwickelt sich unweigerlich mit und ohne Virus. Wenn die Leberwerte beginnen, wieder normal zu werden, kann ein "Leberkoma" eintreten. In Wirklichkeit handelt es sich dabei um ein Gehirnkoma, das unmittelbar nach der epileptoiden Krise auftritt. Hamer zufolge wäre es wünschenswert, zu diesem Zeitpunkt eine starke Cortison- und Glukosedosis zu verabreichen, die in dem Moment wirken muss, in dem die Krise zu Ende geht.

Die Bauchspeicheldrüse (Pankreas)

Die Bauchspeicheldrüse besteht im Wesentlichen aus zwei Zelgruppen: den Langerhans-Inseln (die unter anderem Insulin absondern) und den Azinuszellen (die den Pankreassaft oder Bauchspeichel absondern).

"Es ist eine Schmach, die ich einfach nicht 'schlucken' kann, eine Beleidigung, eine Ungeheuerlichkeit!!!" Da der Konflikt viel stärker als die vorausgegangenen ist, reicht der Magen nicht aus, um ihn zu verdauen, und auch der Darm nicht, um ihn aus der Welt zu schaffen. Nur die Bauchspeicheldrüse hat hier noch eine Chance, weil sie das Organ ist, von dem die stärksten Enzyme im ganzen Körper abgesondert werden.

Angela hatte vier von ihren Verwandten verloren und der letzte, Onkel Peter, hatte versprochen, ihr ein kleines Häuschen im Gebirge zu hinterlassen. Doch beim Tod des Onkels ist es die

Schwester von Angela, die das Häuschen erbt, und die sich hinter deren Rücken eins ins Fäustchen lacht. Hier haben wir also einen Konflikt, bei dem es um den Kampf um den "Brocken" in Verbindung mit einer Schande oder einer Beleidigung geht. Angela entwickelt einen Bauchspeicheldrüsenkrebs genau wie Mario F., der immer vollstes Vertrauen zu seinem Sohn hatte, aber eines Tages entdeckt, das sein Bankkonto Fehlbeträge aufweist. Das Geld ist mit der Kreditkarte seiner Frau abgehoben worden. Sein Sohn hatte die Kreditkarte entwendet und das Geld abgehoben, um sich Drogen zu beschaffen. Riesendrama! "Drogen in meinem Haus!" "Ich habe Angst um meinen Sohn. Was wird nur aus ihm werden?" "Und ich habe ihm auch noch blind vertraut!"

Es gibt zwei Reparaturmöglichkeiten (Hamer zufolge ist der Bauchspeicheldrüsenkrebs letztendlich nicht so gefährlich, wie man immer denkt):

- Verkäsung mit Kavernenbildung;
- in Ermangelung von Mikroben kapselt sich der Krebs in einer Zyste ein.

<u>Die Inselzellen der Bauchspeicheldrüse</u>

Die fünfzigjährige Claudia ist eine Frau, die seit eh und je auf dem Land lebt und arbeitet und ihrem Mann so gut wie möglich unter die Arme greift, um das Familieneinkommen aufzubessern. Sie hat drei Kinder, die noch unterhaltsbedürftig sind, aber das Leben auf dem Land ist heute nicht mehr so einträglich wie früher. Abends muss sie das Essen für fünf Personen auf den Tisch stellen, abwaschen, die Küche aufräumen und dann ein paar Stunden schlafen, denn auf dem Land steht man früh auf. Doch ihr Mann ist voller Energie, und jeden Abend passiert das Gleiche: Er möchte Geschlechtsverkehr haben.

Claudia verweigert sich ihm und weist ihn zurück, bis sie mit der Zeit Angst vor den Reaktionen des Ehemanns auf ihr ständiges Zurückweisen bekommt...

Der Esel und der Müller

Es war einmal ein Esel, der zog einen Karren durch die Straßen des Dorfes, der vollgeladen war mit Mehl, Zucker, Gluten und Stärke, die dazu dienen sollten, gutes Brot für die Dorfbewohner zu backen. Sie waren gute Arbeiter, und ihre Muskeln wurden durch die Feldarbeit stark beansprucht. Der Karren rollte immer weiter, und so wurde das Mehl durch die "Arterien des Dorfes" transportiert. Endstation war Bernhard, der Bäcker. Doch plötzlich blieb der Esel stehen und wollte nicht mehr weiter. Er hatte eine Schlange mitten auf der Straße gesehen. Der Müller trieb ihn mit der Peitsche an und zwang ihn zum Weiter-gehen, aber der Esel leistete Widerstand und hatte solche "Angst", dass das ganze Mehl und der ganze Zucker in den "Arterien" blockiert blieben. Doch die Dorfbewohner brauchten ihre Nahrung und warteten ungeduldig darauf. Der Müller stieg daraufhin vom Karren und merkte plötzlich, dass das, wovor der Esel Angst hatte, gar keine Schlange, sondern nur ein Stock war. Also warf er ihn in den Graben, und der Esel entschloss sich zum Weitergehen. Endlich gelangte das gute Mehl an seinen Bestimmungsort, und der Bäcker machte Brot und leckere Kuchen daraus, die alle Dorfbewohner dann mit Genuss verzehrten.

Das ist Diabetes:
- Widerstandskonflikt + Angst = Hyperglykämie (infolge von Insulinmangel)
- Ekelkonflikt + Angst = Hypoglykämie (infolge von Glucagonmangel)

DER HARNAPPARAT

Die wichtigste Rolle des Harnapparates besteht in der Auf-rechterhaltung der Homöostase innerhalb des Organismus durch Regulierung von Zusammensetzung, Volumen und Druck des Blutes. Dazu werden bestimmte Mengen an Wasser und flüssigen Lösungen ab- bzw. zugeführt. Zum Harnapparat gehören Nieren, Blase, Harnleiter und Harnröhre.

Niere: Parenchyma

Im Parenchyma oder Nierengewebe befinden sich die Nephronen, deren Funktion es ist, die Körperflüssigkeiten zu filtern, abzuscheiden und wieder aufzunehmen. Der Harn ist das Produkt der Nephronenaktivität.

Luca war 17, als seine Eltern beschlossen, dass es nun für ihn an der Zeit wäre, auch im tiefen Wasser schwimmen zu lernen - dort, wo man nicht mehr stehen kann. Aber Luca wollte nichts davon wissen, weil er zu große Angst hatte. Da beschlossen Mutter und Vater, eine Bootsfahrt mit ihm zu machen, und als sie mitten auf dem See waren, schubsten sie Luca über Bord. – Was für ein furchtbarer Schreck! Sofort entwickelte sich bei Luca eine Nekrose des Nierengewebes, um den Harn zu halten.

Unser Körper besteht zu 70 Prozent aus Wasser, und wenn wir einen Konflikt erleben, bei dem Flüssigkeiten (Wasser, Schnee, Heizöl, Milch, Infusionen, Lawinen usw.) die zentrale Rolle spielen, ist das, als hätten wir Angst, unser ganzes Wasser zu verlieren, das wie die Luft für uns lebensnotwendig ist. Um das biologische Überleben zu garantieren, blockieren wir das Entweichen des Wassers aus dem Körper. Später, wenn wir den Konflikt lösen, kommt es zur Entstehung einer großen Nieren-zyste oder zu einer Zellwucherung. Die Zyste stellt neues Parenchyma oder Nierengewebe dar, dessen Zweck es ist, die uneffizient gewordene Niere zu ersetzen und Harn zu bilden, sodass die Nierenfunktion ausgeprägter als vor dem Trauma ist.

Hamer rät in diesem Fall aus zwei Gründen von einem chirurgischen Eingriff ab:

– Die Zyste ist ein neues Parenchyma, das an die Stelle der abgestorbenen Niere tritt. Wird die Zyste entfernt, wird der Kontakt zum Gehirn unterbrochen, und die Niere kann danach keinen Harn mehr bilden. Die Zyste kann im Normalfall problemlos das ganze Leben lang bleiben, wo sie ist. Wenn sie allerdings zu groß ist, sollte das Ende der Gefäßbildun-gen abgewartet werden (wie bei den Eierstockzysten), bevor ein Eingriff vorgenommen wird.
– Da es im Gehirn zwei Steuerzentralen für die Nieren gibt, eine für die rechte Niere und eine für die linke, gibt das Gehirn bei Entfernung einer Niere – sollte der Eingriff vor Beendigung der Reparationsphase erfolgen – denselben Befehl an die andere Niere aus, was verheerende Folgen haben kann.

Kurze Anmerkung zur Dialyse: Nach Hamers Ansicht sollte niemand je soweit gehen, sich einer Dialyse zu unterziehen. Auch mit sehr hohen Kreatininwerten kann man gut leben, wenn man pro Tag zweihundert Zentiliter Harn ausscheidet. Und wir alle scheiden in der Regel diese Menge aus.

Die Dialyse löst Hamer zufolge fast immer ein neues Trauma (diesmal aufgrund der Transfusion) aus, das dann die Milz betrifft, unsere biologische Blutreserve.

Niere: Sammelröhren

Die Sammelröhren sind Kanälchen, durch die der Harn fließt. Ein Teil des Wassers wird wieder aufgenommen und an das Blut weitergegeben, das wiederum die Substanzen abscheidet, die der Ausscheidung zuzuführen sind.

Beschwerden an den Sammelröhren weisen auf einen Konflikt hin, bei dem es um einen Existenzkampf unter dem Motto geht: "Ich habe alles verloren." "Jetzt bleibt mir niemand mehr." "Plötzlich stehe ich vor dem absoluten Nichts." (Z.B. Einwanderer, Flüchtlinge oder Personen nach einer Evakuation) Oder aber es liegt eine Situation im familiären oder sozialen Umfeld vor, wo im tatsächlichen oder übertragenen Sinne "alles über uns hereinbricht".

"Das Leben ist einfach zu hart." "Was zu viel ist, ist zu viel." "Das ist doch kein Leben mehr." "Ich habe meine besten Jahre mit einem Menschen vergeudet, der es gar nicht wert war." In derartigen Situationen fühlen wir uns unfähig, uns weiter mit dem Leben zu konfrontieren. Wir sehen uns vor das Nichts gestellt, es gibt keine Hoffnung mehr. "Ich habe keine Wurzeln mehr." Also kommt es in der konflikt-aktiven Phase zu Zellwucherung und nach Auflösung des Konflikts zu Verkäsung durch Mykobakterien, zu Albuminverlust über den Harn und zu Bluthochdruck. In dieser zweiten Phase wird in der Regel aufgrund der Hohlräume, die sich anstelle des Tumors bilden, eine Nierentuberkulose diagnostiziert.

Ein Fisch außerhalb des Wassers

Im September schwimmen die Lachse den Fluss hinauf, kehren zu ihrem "Ursprung" zurück, um dort ihre Eier abzulegen und zu sterben. Das ist der Zyklus des Lebens, das seinem Plan folgt. Gegen einen reißenden Fluss anzuschwimmen, kostet ungeheure Anstrengung, und außerdem sind da die Bären, die bereits auf die Lachse warten. Mit Hilfe ihrer kräftigen Schwanzflosse machen die Lachse unvorstellbare Sprünge, überwinden große Felsen im Fluss und schaffen es, gegen die Stromschnellen anzuschwimmen. Ein Lachs macht einen besonders weiten Sprung, landet jedoch am Ufer im Schatten eines großen Steines. Er befindet sich in Lebensgefahr, denn er ist nicht mehr im Wasser! Er macht also einen Vernichtungskonflikt durch: Ein Fisch außerhalb des Wassers ist verloren. Die einzige Möglichkeit, die ihm bleibt, besteht darin, die Nieren zu blockieren, um in Erwartung einer Welle, die ihn wieder in den Fluss zurückträgt, soviel Wasser wie möglich im Körper zu speichern. Die Sonne folgt ihrem Lauf, und über kurz oder lang liegt der Lachs in der prallen Sonne. Zweiter Vernichtungskonflikt und zweite biologische Lösung: Blockierung der Nebennieren und Cortisonausschüttung, um unbeweglich zu bleiben und sich nicht in die falsche Richtung zu bewegen. Das ist seine einzige Überlebenschance. In einer Notsituation ist es die Biologie, die den Ton angibt!

Die Blase

Die Harnblase ist ein hinter der Schambeinfuge gelegenes Hohlorgan aus Muskelgewebe. Ihre Form hängt von der jeweils darin enthaltenen Harnmenge ab. Ist sie leer, gleicht sie einem schlaffen Luftballon, ist sie voll, hat sie die Form einer Birne. Im Großen und Ganzen ist die Kapazität der Blase bei der Frau kleiner als beim Mann, da sich direkt darüber die Gebärmutter befindet.

Bei den Tieren besteht die biologische Funktion des Urins im Markieren des Territoriums. Diese Duftmarken sind ein klares Signal für alle Eindringlinge: “Halt! Hier bist du in meinem Reich!” Der zivilisierte Mensch hat die Toilette erfunden und uriniert seither immer an derselben Stelle, doch an der biologischen Funktion hat sich nichts geändert. Bei der mehr auf das Innenleben gerichteten Frau, die eher dazu neigt, die inneren Grenzen ihres “Nests” zu verteidigen, geht ein Trauma, von dem die Blase betroffen ist, in der Regel darauf zurück, dass sie ihren Lebensraum nicht organisieren kann oder dieser plötzlich völlig durcheinander geraten ist. Der Mann neigt hingegen mehr zur Verteidigung der äußeren Grenzen seines Reviers. Sind diese in Gefahr, besteht die biologische Lösung in der Geschwürbildung der Schleimhaut der Harnblase (Ektoderm), um eine größere Urinmenge durchzulassen. Ist die Gefahr dann gebannt, verschließt der Körper die Geschwüre wieder: Es kommt zu Harnwegsinfektionen, Blasenentzündungen und Brennen beim Harnlassen.

Was die Submukosa (Unterschleimhaut) der Blase, die entodermalen Ursprungs ist, betrifft, verhalten sich die beiden Phasen der Krankheit genau umgekehrt: Auftreten von Polypen in der konflikt-aktiven Phase und Nekrose in der Reparationsphase. In diesem Fall geht es um einen Konflikt in Bezug auf etwas "Unsauberes" innerhalb oder außerhalb des eigenen Territoriums.

DAS DRÜSENSYSTEM

Wir sind bereits weiter oben im Zusammenhang mit den Fortpflanzungsorganen näher auf die Brust und die Keimdrüsen eingegangen. An dieser Stelle wollen wir der Vollständigkeit halber noch einen kurzen Blick auf die Nebennierenrinde, die Hirnanhangsdrüse (Hypophyse) und die Schilddrüse werfen, die durch die Hormone wichtige Steuerungsfunktionen in unserem Organismus erfüllen.

Die Nebennierenrinde

Die Nebennieren befinden sich jeweils oberhalb der Nieren und bestehen strukturell und funktionell aus zwei Teilen: der äußeren Nebennierenrinde und dem inneren Nebennierenmark. In der Nebennierenrinde mit Ursprung im Mesoderm werden lebens-wichtige Hormone wie Cortison und Aldosteron gebildet. Im Nebennierenmark, das vom Ektoderm abgeleitet ist, findet die Bildung der Hormone Adrenalin und Noradrenalin statt. Wir wollen uns hier nur mit der Nebennierenrinde befassen.

Ist die Nebennierenrinde betroffen, geht es bei dem emotionalen Trauma um die Angst, nicht die richtige Richtung zu finden, in die falsche Richtung zu gehen, auf dem falschen Weg zu sein. Da die Nebennierenrinde vom Mesoderm des Kleinhirns abgeleitet ist, kommt es in der konflikt-aktiven Phase zu einer Lysis und in der Reparationsphase zu einem Wiederaufbau von Zellen.

Das verirrte Schaf

Ein einzelnes Schaf wäre eine leichte Beute für den erstbesten Wolf, der ihm über den Weg läuft. Deshalb leben die Schafe in Herden. Die Natur sorgt immer dafür, dass alles zum Besten geschieht!

Die Herde wacht morgens auf und macht sich daran, das frische, vom Tau der Nacht noch feuchte Gras auf der Weide zu fressen. Ein Schaf findet einen Platz mit saftigem Klee und denkt: “Was für ein Glück ich heute morgen habe.” Heißhungrig fällt es über den Klee her und füllt sich den Magen bis zum Platzen. Der Bauch ist voll, nichts geht mehr hinein. Da hebt es den Kopf und merkt, dass die Herde verschwunden ist. Vor lauter Gier auf den Klee ist es in die “falsche Richtung” gelaufen, und jetzt ist es ganz allein mitten in den Hügeln. In seinem Urgedächtnis leuchtet eine rote Lampe auf, und es erfolgt die Warnung: “Alarm, Alarm, Vorsicht vor dem Wolf!” Doch das Gehirn findet die perfekte Lösung, um sein Leben zu retten: eine Nekrose der Neben-nierenrinde, wodurch in den Nebennieren sofort die Produktion von Cortison eingestellt wird, damit das Schaf dort bleibt, wo es ist, und nicht weiter in die falsche Richtung geht. Seine einzige Hoffnung zu überleben, besteht darin, die Herde wiederzufinden. Wenn es nicht stehen bleibt, läuft es Gefahr, sich immer weiter zu entfernen, was letztlich sein Ende wäre. Es vergehen zwei bis drei Stunden. Die Herde zieht inzwischen auf der Suche nach neuen Weidegründen weiter, bis das verirrte Schaf plötzlich in der Ferne die anderen Schafe blöken hört. Es ist gerettet! Sofort wird der Alarm aufgehoben, denn jetzt weiß es wieder, in welche Richtung es gehen muss. Das Gehirn kehrt seine Befehle um, die Nebennieren nehmen ihre Arbeit wieder auf und produzieren eine hohe Cortisondosis, die dem Schaf die Kraft gibt, so schnell wie möglich zu den anderen zurückzurennen, wo es sich dann endlich ausruhen und die Regenerierung im Schutze der Herde zu Ende führen kann.
Anders als sonst üblich bleibt das Schaf in der konflikt-aktiven Phase völlig unbeweglich an Ort und Stelle und rennt in der Auflösungsphase des Konflikts. Das ist wieder ein Beweis dafür, dass die Natur aus biologischer Sicht was das Überleben betrifft immer die beste Lösung findet!

Die Hypophyse

Lange Jahre wurde die Hypophyse als die wichtigste endokrine Drüse angesehen, weil sie viele Hormone absondert, die ihrerseits wieder für die Kontrolle anderer endokriner Drüsen verantwortlich sind. Heute wissen wir, dass die Hypophyse selbst vom Hypothalamus stimuliert wird. Die Hypophyse besteht aus:

- einem Hypophysenvorderlappen, in dem die Hormone gebildet werden, die einen Großteil der körperlichen Funktionen - vom Wachstum bis zur Fortpflanzung – steuern;
- einem Hypophysenhinterlappen, der Nervenendigungen enthält;
- einem Hypophysenmittellappen, der während der Entwicklung des Fötus schrumpft.

An dieser Stelle wollen wir uns auf die Funktion in Bezug auf die Absonderung des Wachstumshormons beschränken.

Der Konflikt der Giraffe

Zu Beginn ihrer Entwicklung wies die Giraffe keine besonderen Eigenschaften auf. Die Bäume wuchsen so kräftig und üppig, dass sie mit der Zeit sogar geschwächt wurden, da sie Äste und Blätter, die immer mehr wurden und immer weiter wuchsen, zu versorgen hatten. Ein “Gärtner” musste her, der sie zurecht stutzte und wieder zu Kräften kommen ließ. Das war die Rolle, die die Giraffe übernehmen sollte. Mit der Zeit veränderte sich ihr Geschmack, und sie fing an, die Vorstellung zu entwickeln, dass die Blätter auf den Bäumen besonders schmackhaft sein müssten. Doch wie sollte sie darankommen? In der Natur “erzeugt die Funktion das Organ”. Die Hypophyse fing an, Überstunden zu machen, und der Hals der Giraffe verlängerte sich.

Der Konflikt, bei dem die Hypophyse betroffen ist, dreht sich um das Problem des “Zu-klein-Seins”, um an den “Bissen” heranzukommen. Deshalb bildet sich ein Adenom in der Hypophyse, durch das die Sekretion des Wachstumshormons gesteigert wird. Je nach Auswirkung des Traumas erfolgt eine Akro-megalie (selektive Größenzunahme) von Nase, Kinn, Hals, Händen oder Füßen. Die körperliche Verlängerung stellt die tatsächliche Lösung des Konflikts dar, und das Adenom wird daraufhin von Pilzen und Mykobakterien wieder reduziert.

Die Schilddrüse

Die Schilddrüse befindet sich unmittelbar unterhalb des Kehlkopfes und ist die einzige Drüse, die ihre Sekretionen speichert, d.h. die Schilddrüsenhormone (die den Sauerstoffverbrauch, den Zellstoffwechsel sowie das Wachstum und die Entwicklung des Menschen regulieren) und das die Calcium-Homöostase beeinflussende Calcitonin.

Wie andere Organe besteht auch die Schilddrüse aus zwei verschiedenen Gewebsarten:

- Die vom Stammhirn gesteuerten "Azinuszellen" vermehren sich in der konflikt-aktiven Phase verstärkt, was zu Schild-drüsenüberfunktion (Hyperthyreose) und möglicherweise Kropfbildung führt. In den meisten Fällen bleiben diese Tumoren eingekapselt. Sind sie hingegen in der Reparations-phase für Pilze und Mykobakterien zugänglich, erfolgt eine Verkäsung, deren Abbauprodukte über Fisteln ausgeschieden werden. Wenn der Konflikt zu lange angedauert hat, kommt es zu einer Schwächung der Azinuszellen und in der Folge zu Schilddrüsenunterfunktion (Hypothyreose).
- Die Ausscheidungsgänge gehören dem Ektoderm an. In der Sympathikotoniephase können sich also ein Geschwürkrebs oder ein kalter Knoten darin bilden und in der Vagotonie-phase Reparaturzysten oder ein gutartiger Kropf.

"Schnell, schnell, beeil dich!" "Los, mach schon, es ist nicht genug Zeit für alles!" "Ich schaffe es einfach nicht nachzukommen." Das ist die Konfliktthematik der Schilddrüse.

DRITTER TEIL

KAPITEL I

Einige weit verbreitete Krankheiten

"Was die Menschen quält, ist nicht
die Wirklichkeit,
sondern die Vorstellung,
die sie sich davon machen."

(Epiktet)

Nachdem wir im letzten Kapitel kurz auf die meisten Krankheiten und die damit verbundenen Konflikte eingegangen sind, wollen wir uns im Folgenden noch mit einigen sehr weit verbreiteten und einer Reihe anderer Krankheiten auseinander setzen, die nur allzu häufig als unheilbar angesehen werden. Die davon Betroffenen sind normalerweise hunderprozentig überzeugt, dass das nun das unabwendbare Ende bedeute, das nur noch mehr oder weniger lange hinausgezögert werden kann. Dies rechtfertigt von Seiten der Gesundheitsbehörden und der Pharmaindustrie enorme Investitionen für Forschungszwecke. Daneben rufen hunderte von Vereinen zu Spenden auf und veranstalten Werbekampagnen, die als "Information" verkauft werden, in Wirklichkeit aber den "unwissenden" Bürger nur mit Angst erfüllen. Doch im Licht der bisherigen Ausführungen wird klar, dass sie alle einer fixen Idee hinterherrennen, denn die Menschen sterben und leiden häufig leider trotz der gewaltigen Kapitalmengen, die in die Forschung gepumpt werden, unnötig weiter. Haben sie alle unredliche Absichten? Wir hoffen doch nicht. Sicher ist jedenfalls, dass sie schon so weit in dieser Mühle drin sind, dass sie nicht mehr herauskommen und zu keiner anderen Sichtweise mehr fähig sind. Wer es versucht, wird ausgeschlossen und verbannt. Nur die wenigen, die den Ton angeben, kennen den zugrunde liegenden Plan genau. Doch ihnen stehen alle Mittel zur Verfügung, um sich hinter verdienstvollen Taten zum Wohle der Gesellschaft zu verstecken. Aber die Zeit ist gekommen, die Augen aufzumachen, uns auf unsere Denkfähigkeit zu besinnen und mutig für unsere Entscheidungen einzutreten. **Wir sind unsere eigenen Herren und haben selbst unsere Heilung in der Hand**.

Zunächst wollen wir uns mit einem Begriff befassen, der auf jeden Fall einer Neubewertung bedarf: die *Metastasen* und die Art und Weise, wie deren Diagnose dem Patienten mitgeteilt wird. Beides sind Zeitbomben, die verheerende Wirkungen haben können.

IATROGENER KONFLIKT (DURCH DIAGNOSE) UND METASTASEN

Nehmen wir als Beispiel den leider viel zu häufigen Fall einer Frau mit Brustdrüsenkrebs. Wie wir weiter oben gesehen haben, dreht sich der Konflikt bei einer Rechtshänderin, deren linke Brust betroffen ist, um eine "Mutter-Kind"-Beziehung, also um einen Konflikt in vertikaler Richtung. Ist hingegen die rechte Brust betroffen, handelt es sich um einen Konflikt in horizontaler Richtung, meistens mit dem Partner.

Häufig kommt es vor, dass die Brust entfernt wird und sich dann unmittelbar im Anschluss daran ein Knochenkrebs genau an der Stelle entwickelt, an der die Amputation stattgefunden hat. Es werden also Metastasen diagnostiziert. Da sich die Frau ständig unter medizinischer Aufsicht befindet, wird sie sofort mit Strahlentherapie behandelt, um so zu versuchen, den Knochen-metastasen Einhalt zu gebieten. Kurze Zeit später wird dann ein Lungenkrebs festgestellt, d.h. laut Diagnose weitere Metastasen. An diesem Punkt sieht dann die Prognose meist sehr schlecht aus.

Sehen wir uns nun an, wie sich der Vorgang aus der Sicht der biologischen Gesetzmäßigkeiten der *Neuen Medizin* tatsächlich darstellt.

Die betroffene Frau hat einen ungeheuren seelischen Schock erlebt, weil ihr Sohn von einem Auto angefahren wurde und zwei Wochen lang in Todesgefahr schwebte. Der Brustdrüsenkrebs ist die biologische Lösung des Gehirns, um mehr Milch bilden und den in Gefahr schwebenden Sohn stillen zu können. Nach

Überwindung des emotionalen Traumas kehrt das Gehirn den Befehl um, und die Reparationsphase beginnt: Der Tumor wird eingekapselt oder unterliegt einer Verkäsung, falls Mykobakterien vorhanden sind. Doch der behandelnde Arzt kennt die Gesetzmäßigkeiten der *Neuen Medizin* nicht und operiert sie nach den Regeln der Schulmedizin. Was empfindet nun diese Frau, wenn sie nur noch mit einer Brust aus der Narkose erwacht? Sie erlebt einen zweiten emotionalen Schock, dieses Mal verbunden mit einem Minderwertigkeitskonflikt, und das Gehirn aktiviert sein biologisches Programm der Knochenauflösung genau an der Stelle, die als wertlos geworden empfunden wird. Es handelt sich also nicht um eine Metastase, sondern um ein zweites emotionales Trauma.

Die Schulmedizin geht davon aus, dass die krebserregenden Zellen vom primären Krankheitsherd über die Blutgefäße oder das Lymphsystem weiterwandern. Doch das ist nur eine Hypothese, die *nie im Labor nachgewiesen wurde*. Darüber hinaus handelt es sich bei Brustkrebs um eine erhöhte Zellmasse und bei Knochenkrebs um eine Auflösung von Zellen (Lysis): Diese Tumorzellen müssen also überaus intelligent sein, um sich unterwegs so verändern zu können! Und was ist eigentlich mit den Makrophagen, diesen Spezialzellen, die unseren Körper vor unerwünschten Eindringlingen schützen, indem sie sie "fressen"?

Ein einziges Wort kann töten

"Liebe Frau", sagt der Arzt, "Sie müssen eine Chemotherapie machen, weil Ihr Krebs sich auf die Knochen ausgedehnt hat und wir diese Metastasen zum Stillstand bringen müssen." An diesem Punkt kommt es zu einem neuen Trauma. Wenn dieser Diagnoseschock wieder mit Minderwertigkeitsgefühlen einhergeht, wird der Knochenkrebs davon neu angeheizt. Löst das Trauma hingegen Angst vor dem Sterben aus, weil sich "unser ganzer Körper mit Metastasen füllt", setzt das Gehirn das entsprechende biologische Programm in Gang und sorgt für eine Vermehrung der Lungenalveolen, damit mehr Sauerstoff eingeatmet werden und der Mensch überleben kann. Es entsteht also ein Lungenkrebs! Es handelt sich aber nicht um eine Metastase, sondern um ein drittes Trauma.

Auf der Grundlage dieser Ausführungen büßt der Begriff Metastase zumindest etwas von seiner ursprünglichen Bedeutung ein. Außerdem wird klar, dass beim Verkünden einer Diagnose stets größte Vorsicht geboten ist, wenn man ein neues Trauma mit tragischen Folgen vermeiden will.

Die Chemotherapie

Wie lassen sich dann eigentlich die Heilungserfolge nach einer chemotherapeutischen Behandlung erklären? Laut Hamer werden diese Patienten *trotz* Chemotherapie geheilt! Er erklärt, dass es sich bei etwa 30% der Krebsoperationen in Wirklichkeit um einen alten Krebs handelt, der keine Gefahr birgt. Wenn diese 30% der Patienten sich nun einer Chemotherapie unterziehen, wird ein Teil davon laut Hamer in einen neuen Panik-konflikt geraten und sterben, doch all diejenigen, die (trotz Chemotherapie oder chirurgischem Eingriff zur Entfernung des alten, eingekapselten Krebses) keinen neuen seelischen Schock erleben, werden mit Sicherheit geheilt. Und dann kann die Schulmedizin behaupten, die Heilung sei durch die Chemo-therapie zustandegekommen!

AIDS

Die Bezeichnung AIDS steht für erworbene Immuninsuffizienz, die im Volksmund auch "Pest unseres Jahrhunderts" genannt wird.

Im Abschnitt über das vierte Grundgesetz sind wir bereits auf das Immunsystem eingegangen, das von der traditionellen Medizin als eine Art Heer zur Verteidigung unserer Gesundheit angesehen wird, allzeit bereit, gegen Invasionen von feindlichen Kräften anzukämpfen. Aus der Sicht der *Neuen Medizin* kommt dem Immunsystem eine weniger wichtige Rolle zu, die sich darauf beschränkt, den Organismus so zu verändern, dass praktisch den Mikroben, die nötig sind, um die in der Sympathiko-tonie-Phase erfolgten Schäden zu reparieren, eine Tür geöffnet wird, um sie nach getaner Arbeit wieder zu schließen.

Und was den HIV-Virus betrifft wurden bereits Tausende von Seiten in der medizinischen Literatur darüber geschrieben, ohne zu einem endgültigen Ergebnis zu kommen. Ständig gibt es neue Hypothesen, die den vorhergehenden widersprechen.

Und die Diagnosen lauten etwa folgendermaßen: Wenn jemand an Tuberkulose erkrankt und HIV-negativ ist, hat er Tuberkulose. Aber wenn er Tuberkulose hat und HIV-positiv ist, hat er AIDS! (Nähere Ausführungen hierzu finden Sie in: De Marchi, Luigi und Franchi, Fabio: *A.I.D.S., la grande truffa*. Seam, Roma, 1996).

Die Wahrscheinlichkkeit ist groß, dass viele Leute Überträger des HIV-Virus sind, doch solange sie es nicht wissen, als Hundertjährige in ihrem Bett sterben werden. Denn was geht in einer Person vor, der man nach einer banalen Blutabnahme mitteilt, dass sie HIV-positiv ist? Auch in diesem Fall kommt es zu einem *Diagnosetrauma*. Wenn es der Person in irgendeiner Form gelingt, das Trauma zu überwinden, wird sie noch viele Jahre mit diesem Damoklesschwert über dem Kopf weiterleben, bis in ihrem Leben irgendwann ein Konflikt auftritt, der die weiter oben beschriebenen Reaktionen auslöst. Wer hingegen durch die Mitteilung, dass er HIV-positiv ist, wie vom Blitz getroffen ist, löst damit sofort die dem dabei empfundenen Gefühl entsprechende Krankheit aus:

– "Alles bricht über mir zusammen": Nierenerkrankung;
– "Todesangst": Lungenerkrankung;
– "Jetzt bin ich völlig nutzlos": Knochenerkrankung;
– "Ich fühle mich als gesellschaftlicher Außenseiter": Hautkrankheit.

Und das Azidothymidin (AZT) und die anderen derzeit üblichen Mittel gegen AIDS geben dem Patienten dann noch den Rest!

MIT LÄHMUNGEN EINHERGEHENDE KRANKHEITEN

Unter diesen allgemeinen Begriff fallen eine Vielzahl von Krankheiten wie Myopathien (Muskelleiden), multiple Sklerose, Parkinson Krankheit, Sprachstörungen, Ticks und steifer Hals. Der zugrunde liegende Konflikt ist immer ähnlich geartet: Dem Gehirn werden zwei sich widersprechende Befehle hinsichtlich der Bewegungsrichtung gegeben, wobei Intensität und Zeitdauer sehr unterschiedlich sein können. Das betroffene Organ ist die jeweilige motorische Endplatte der Erregungsübertragung der motorischen Nervenfasern. Doch im Kern dieses Konflikts liegt der feine Unterschied, der ausschlaggebend dafür ist, ob sich nun eine *Myopathie* (Erkrankung des Muskelgewebes) oder eine *multiple Sklerose* (Zerstörung der Markscheiden der Neuronen des Zentralnervensystems) entwickelt. Je nachdem, ob der Konflikt vor oder nach dem auslösenden Ereignis (Angst vor dem, was passieren kann oder Schuldgefühl wegen dem, was passiert ist) auftritt.

Hier zwei Beispiele.

Bei einem Spaziergang auf dem Land mit einem Freund gebe ich ihm irgendwann aus Versehen einen Schubs, er fällt vornüber in einen Kanal und stirbt. Der Konflikt, den ich *im Nachhinein* durchmache, beruht auf der Tatsache, dass ich es war, der ihn gestoßen hat. Die Folgen waren schrecklich, und wenn es mir nicht gelingt, mir selbst zu vergeben, werde ich mich immer schuldig fühlen und von Gewissensbissen geplagt sein. Beim Versuch, das Ganze wieder gut zu machen, zerstöre ich den Muskel, der an dem Stoß schuld war.

Habe ich hingegen "Angst, in den Fluss zu fallen" (bin aber noch nicht hineingefallen), hat sich das Ereignis noch nicht zugetragen.

Es handelt sich also um eine *Projektion*, und der Konflikt wird sich in Form einer *multiplen Sklerose* manifestieren. Tatsächlich findet das Gehirn die Lösung für den Konflikt der Angst vor dem Fallen, indem es mich bewegungsunfähig macht. Der Nerv leitet den elektrischen Impuls nicht an den Muskel weiter (Nervenscheidenmarkzerstörung, herdförmiger Markscheidenzerfall).

Die Konflikte der mit Lähmungen einhergehenden Krankheiten sehen folgendermaßen aus:

- nicht fliehen können, keinen Ausweg finden, sich keine Hilfe wissen: Lähmung der Beine;
- etwas nicht halten oder nicht abwehren können:
  - linker Arm beim rechtshändigen Mann
  - rechter Arm bei der rechtshändigen Frau;
- etwas nich vermeiden können: Rücken- und Schulter-muskulatur;
- Angst vor dem Eingesperrtsein eines Neugeborenen: infantile Paralyse;
- Konflikt in Bezug auf das Gehen oder auf die Kinder, die es zu schützen gilt: Beine (rechtes oder linkes, je nachdem).

In der Sympathikotonie-Phase manifestiert sich in all diesen

Fällen je nach Stärke des Konflikts eine Lähmung mit progressiver Abnahme der Innervation (Nervenversorgung) der Muskulatur. Bei Lösung des Konflikts scheint die motorische Funktion vorübergehend noch weiter zurückzugehen (wodurch der Kranke Angst bekommt und Gefahr läuft, den Konflikt neu aufleben zu lassen). Es kommt zu plötzlichen, unkontrollierbaren Kontraktionen; danach setzt die Innervation des Muskelgewebes langsam wieder ein. Die Dauer des Reparaturprozesses ist häufig proportional zur Dauer und zur Intensität des Konflikts.

Parkinson-Krankheit

Es geht hier um einen Motorik-Konflikt, bei dem sich aktive Phasen und Auflösungsphasen ständig abwechseln. Das Zittern tritt in der Vagotonie-Phase auf, doch der Kranke hat Angst davor und fällt in die konflikt-aktive Phase zurück. Daraus ergibt sich eine fortschreitende Verschlimmerung der Symptome.

Ein bis über beide Ohren in seine Frau verliebter Ehemann erfährt, dass seine Frau Brustkrebs hat und operiert werden muss. Er hat Angst, sie zu verlieren, sie nicht mehr umarmen und an sich drücken zu können.

Trotz des geglückten Eingriffs bei seiner Frau, bleibt seine Angst, sie zu verlieren, weiter bestehen. Sein Konflikt wird dadurch ständig neu angeheizt, so dass seine Arme nicht aufhören zu zittern.

Multiple Sklerose

Die Diagnose der multiplen Sklerose gründet sich auf die Tatsache, dass der Patient außer den motorischen Störungen zusätzlich noch Sehstörungen aufweist. Das bedeutet, dass der Patient zusätzlich zum Konflikt in Bezug auf die Motorik einen zweiten Konflikt – verbunden mit Angst/Sorge – erlebt hat, der eine Geschwürbildung der Retina mit anschließender Diplopie ("Doppeltsehen") in der Reparationsphase auslöst.

Ein Mädchen wird von ihrer Tante nach Afrika eingeladen. Sie freut sich auf diese Reise, doch gleichzeitig wird sie durch ihre schreckliche Angst vor dem Fliegen gebremst. Sie übermittelt ihrem Gehirn also zwei sich widersprechende Wünsche, was zu Lähmungserscheinungen an einem Bein führt. Darüber hinaus löst die Angst/Sorge eine Geschwürbildung der Retina aus, die sich nach Überwindung der Angst in eine Diplopie auflöst.

Die Radiologen (Röntgenärzte) diagnostizieren oft eine Sklerose, wenn sie auf dem Computertomogramm des Gehirns Zonen mit Markscheidenzerfall feststellen. Diese winzigen Bereiche, die nichts anderes sind als Verdickungen der Gliazel-len, weisen in Wirklichkeit auf Minderwertigkeitskonflikte *nach* Auftreten von Lähmungen hin.

Sprachstörungen

Es handelt sich immer um das gleiche Schema: An das Gehirn werden zwei sich widersprechende Befehle in Bezug auf die Sprachmotorik ausgegeben. Die Folgen reichen je nach Schweregrad des erlebten Konflikts von Ausdrucksschwierig-keiten und Stottern über das Unvermögen, deutlich zu sprechen, bis hin zur völligen Stummheit.

Ticks

Ein Vater verbietet seinem Sohn, beim Essen fernzusehen, und befiehlt ihm, sich mit dem Rücken zum Fernsehapparat zu setzen (während der Vater ihm gegenüber sitzt).

Der Junge *würde gern* fernsehen, *hält sich aber* aus Angst vor dem Geschimpfe des Vaters *zurück*.

Als er sich seines Problems bewusst wird, verschwinden seine Ticks.

Oder der Konflikt ist vom Typ: “Ich habe vor jemandem das Gesicht verloren”, mit anschließenden Ticks in Form von Gesichtszucken.

Steifer Hals

Der steife Hals weist auf einen intellektuellen Selbsterniedrigungskonflikt hin: Man möchte gerne den Kopf umwenden, um jemanden anzusehen, hat aber zum Beispiel starke ethische Bedenken und fühlt sich deshalb verärgert. Dem Gehirn werden hinsichtlich der Bewegung des Halses zwei sich widersprechende Befehle gegeben.

Der Konflikt besteht im Hinsehenwollen, aber nicht können, man fühlt sich verpflichtet, nicht hinzusehen, sei es aus moralischen Gründen, Schüchternheit, Scham o.Ä.

ALLERGIEN: EIN ERINNERUNGSKONFLIKT

Wie die Depressionen, mit denen wir uns anschließend befassen wollen, sind die Allergien natürlich keine hoffnungs-losen Krankheiten, aber sie sind heutzutage so weit verbreitet, dass wir sie trotzdem in diesen dritten Teil des Buches mit aufnehmen wollten, um unseren Lesern zu zeigen, welche Deutung die *Neue Medizin* diesem Phänomen gibt.

Zunächst ein Beispiel zur Erläuterung: Zu Zeiten unserer Eltern spielten sich die ersten Liebesabenteuer im Heuschober, auf der Wiese, im Stroh usw. ab. Das waren die billigsten Liebesnester. Aber manchmal passierten kleine Katastrophen: der Bauer, der gerade, als es am schönsten war, mit der Heugabel in der Hand daherkam, der Wachhund, der plötzlich wie ein Verrückter zu bellen anfing ... – ein Trauma! In einem einzigen Augenblick speichert das Gehirn, ohne dass der Betroffene etwas davon merkt, alles um ihn herum: den Geruch nach Heu, den Lärm des vorbeifahrenden Zuges, die Blütenpollen, die der Wind durch die Luft wirbelt usw. Von da an schlägt das Gehirn jedes Mal Alarm, wenn sich eines dieser Elemente manifestiert. Dann heißt es: “Achtung! Der Bauer kommt, der Hund bellt!” Es handelt sich dabei um einen momentanen Rückfall in den Konflikt, der dann mit einer Allergie gelöst wird.

Wir können also den Schluss ziehen: **Es gibt keine Allergie ohne einen früheren Konflikt**.

Ein Professor, der sich für Allergien interessierte, machte eines Tages folgende, etwas vereinfachte, aber dennoch wahre Bemerkung: “Wenn wir ein Trauma erleben und im selben Augenblick gerade an einer Kuh vorbeikommen, entwickeln wir eine Allergie gegen Kühe. Essen wir hingegen im Moment des Traumas gerade eine Orange, werden wir in Zukunft allergisch gegen Orangen sein.”

Ohne sich dessen bewusst zu sein, registrieren die Menschen (ebenso wie die Tiere) die Begleitumstände des Traumas. Ergeben sich dieselben Umstände zu einem späteren Zeitpunkt wieder, so lösen sie das aus, was wir gemeinhin “Allergie” nennen.

Das Kind und das Kätzchen

Ein Kind wünscht sich schon seit langem ein kleines Kätzchen, und endlich erfüllen ihm seine Eltern den Wunsch. Das Kind kümmert sich

rührend um das Tier, und schon bald sind die beiden unzertrennlich geworden. Dann beginnen die Ferien, und die Eltern bringen das Kind zur Großmutter, die müde und alt ist und von dem Kätzchen nichts wissen will. Das Kind macht einen Trennungskonflikt seinem Spielkameraden gegenüber durch: Das Kätzchen fehlt ihm, der Konflikt ist aktiv.
Zehn Tage vor Schulbeginn kehrt das Kind nach Hause zurück, trifft endlich seine Katze wieder und tritt in die Reparationsphase ein, in der eine allergische Reaktion ausgelöst wird.
Handelt es sich um ein Trauma in Bezug auf den Kontakt zur Katze, fehlt einem beispielsweise plötzlich das gewohnte Schmusen und Streicheln, wird sich der Konflikt auf der Haut und die allergische "Reparationsreaktion" in Form eines Ekzems manifestieren.
Wenn das Kind eine "Riesenangst" um seinen kleinen Freund ausgestanden hat (weil es vielleicht fürchtete, er könnte in seiner Abwesen-heit weglaufen), wird sich der Konflikt in Form von Erstickungsanfällen aufgrund von Asthma tracheale äußern.
Erlebt es den Konflikt hingegen unter dem Vorzeichen: "Sie haben mir versprochen, ich könnte die Katze mitnehmen, doch im letzten Moment haben sie es sich anders überlegt. Sie haben mich hereingelegt, und ich habe einen 'Riecher' dafür, dass sich das in Zukunft wiederholen könnte", so bezieht das Gehirn die Nase und die Nasenhöhlen mit ein, und in der Reparationsphase kommt es zu einer Rhinopathie.
An diesem Punkt wenden sich die Eltern an einen Allergologen, dessen Urteil lautet, dass das Kind gegen Katzenhaare allergisch ist. Die Mutter nimmt ihm daraufhin die Katze weg, was einen neuen Trennungskonflikt auslöst. Das Kind ist gut in der Schule und möchte seine Katze wieder haben. Schließlich gibt die Mutter nach und holt die Katze zurück. Erneut manifestiert sich in der Reparationsphase des Konflikts eine allergische Reaktion und wieder wird das Kind von seiner Katze getrennt.
Es wird das ganze Leben lang gegen Katzenhaare allergisch sein, denn es handelt sich dabei um einen Konflikt, der mit der Erinnerung an das erste Mal zusammhängt.

Eine Mutter hört auf, ihren Kleinen zu stillen und fängt an, ihn mit Kuhmilch zu ernähren. Das Kind kommt nur schwer über die Trennung von der Mutterbrust hinweg, denn ihm fehlt der Körperkontakt zu seiner Mutter. Jedes Mal, wenn das Kind ein

Glas Milch vor sich hat, kommt in seinem Gedächtnis der Trennungskonflikt wieder hoch, und es durchlebt das Trauma von neuem (Rückfall in den Konflikt). In der Reparationsphase kommt es zu Reaktionen auf der Haut.

Allein sich dieses Mechanismus bewusst zu werden und den Konfliktmoment herauszufinden (was nicht immer leicht ist), reicht schon aus, um der Allergie *unverzüglich* ein Ende zu bereiten. Deshalb wünschen wir allen, die von diesen lästigen Reaktionen betroffen sind, Mut und viel Erfolg bei der Suche!

KARIES

Es gibt Kinder, die bereits mit zehn Jahren den Mund voller Füllungen haben. Der Zahnarzt hat seine Arbeit getan und die Kalieslöcher mit verschiedenen Amalgamlegierungen gestopft, die häufig vom Organismus nur schlecht vertragen werden und mit der Zeit verschiedene Probleme mit sich bringen. Dennoch handelt es sich bei Karies um nichts anderes als eine Lysis und wäre man in der Lage, die Schmerzen der Selbstreparatur nach Überwindung des Konflikts auszuhalten, würde der von Karies befallene Zahn schon kurze Zeit später wieder gesund werden. Um gesunde Zähne zu behalten, ist es wichtig, das auslösende Trauma zu verstehen. Die *Neue Medizin* ist vor allem auch eine Präventivmedizin. Wir wollen uns hier mit dem Zahnschmelz befassen, der äußersten Schicht der Zähne, die sie vor Abnutzung beim Kauen schützt, sowie mit dem Dentin, der Schicht unter dem Zahnschmelz, die dem Zahn seine Form verleiht.

Der Bernhardiner und der Dackel

Es gibt eine Unzahl von Hunderassen, und alle vertragen sich mehr oder weniger gut. Wenn Hunde aufeinander treffen und sich sympathisch finden, winseln sie und beschnüffeln sich mit wedelndem Schwanz. Wollen sie in Ruhe gelassen werden und keine Freundschaft schließen, knurren sie und fletschen die Zähne. Aber der Bernhardiner und der Dackel können sich einfach nicht ausstehen. Schon wenn sie sich von Weitem sehen, wechseln sie die Straßenseite und ignorieren sich.
Der Dackel hätte große Lust, dieses Riesenvieh zu beißen, doch er ist so klein, dass es ihm einfach nicht möglich ist. Und wer weiß, was der Bernhardiner dafür geben würde, diesen Winzling in einem Bissen zu

verschlingen, aber er ist so viel größer, dass alle anderen Hunde ihn keines Blickes mehr würdigen würden, wenn er sich dazu hinreißen ließe. Also denkt der Dackel: "Ich kann ihn nicht beißen, weil ich viel zu klein bin. Es ist mir aus physischen Gründen unmöglich." Er erlebt somit einen körperlich bedingten Minderwertigkeitskonflikt, der in eine Osteolysis (ein Loch) im Dentin mündet. Hingegen denkt der Bernhardiner: "Ich darf ihn nicht beißen, denn ich habe kein Recht dazu, weil ich so viel stärker bin als er." Er macht einen Selbsterniedrigungskonflikt moralischer Prägung durch, der mit einer Lysis des Zahnschmelzes einhergeht, Karies also, die wir in unserer Unwissenheit der Wirkung von Mikroben zuschreiben.

Die Kinder in der Schule befinden sich in der Position des Dackels, während der Lehrer oder die Lehrerin (oder später der Abteilungsleiter) die Rolle des Bernhardiners übernimmt, der die Disziplin aufrechterhält und lauter langweiliges Zeug redet. Das Kind würde den Lehrer gerne beißen, doch es ist so klein, dass es ihm unmöglich ist. Und so zeigt der aktive Konflikt seine Wirkung und erzeugt Karies. Wenn ich meinen eigenen Wert herabsetze, weil meine Zähne nicht in der Lage sind zu beißen, ordnet das Gehirn dort eine Lysis an, wo mir das Zubeißen unmöglich ist. Wenn Eltern sich dieser Situation bewusst werden, reicht eine einfache Strategie zur Lösung des Problems aus: Lassen Sie Ihr Kind in einen Apfel beißen, der den Lehrer/Bernhardiner verkörpert, damit das Kind/der Dackel wieder zu seinem Selbstwert zurückfindet. Die symbolische Verwendung eines Apfels ist äußerst wirkungsvoll! (Die Zahnärzte sollen uns deshalb nicht böse sein. Wie es scheint, fehlt es ihnen sowieso nicht an Arbeit...).

SEELEN- UND GEISTESKRANKHEITEN

Hinter diesen allgemeinen und eigentlich nichts sagenden Begriffen verbirgt sich in Wirklichkeit ein tiefes "Leiden", welches das Individuum vernichtet, da es "unzurechnungsfähig" wird. Hier haben wir es also nicht mehr mit körperlichen, durch klinische Untersuchungen erkennbaren Manifestationen zu tun, sondern mit Verhaltensstörungen, die den Menschen an den Rand der Gesellschaft drängen. Doch auch in diesem Fall handelt es sich um Sonderprogramme der Natur, die ihren Grund haben:

Gerade dieser besondere Zustand, in dem sich diejenigen, die wir als "geisteskrank" bezeichnen, befinden, erlaubt es ihnen, sich vorübergehend vom Rest der Welt zu isolieren, um im Hinblick auf eine mögliche Rückkehr in die Normalität "Atem zu schöpfen".

Alle geistigen Störungen haben laut Hamer die folgenden zwei Charakteristika gemein:

- die sog. "schizophrene Konstellation oder Sonderkonstellation", die immer dann auftritt, wenn eine Person zwei oder mehr Traumata erlebt und diese in beiden Gehirnhemisphären (Gehirnhälften) gleichzeitig aktiv bleiben. Dadurch wird der Grundrhythmus des Gehirns gestört, und der Patient findet sich in einer ganz eigenen "Realität" wieder. Je nach Lokalisierung und Art des Traumas wirkt sich das in Form von Depression, Megalomanie (Größenwahn), Paranoia (Verfolgungswahn), Zwangsvorstellungen, Schizophrenie (Bewusstseinsspaltung) bis hin zu den extremsten Formen von Manien und Wahnsinn aus.
  Es ist genau diese besondere Gehirnsituation, die dem Patienten im Falle der Auflösung eines der Konflikte das Leben rettet, da mit dem Auftreten der "Konstellation" keine Reparatur-Ödeme im Gehirn gebildet werden.
- die sog. "hormonale Pattsituation". Je nach Alterstufe (Kindheit, Jugend, Erwachsenenalter, fortgeschrittenes Alter) variieren Menge und Kombination von Östrogen, Progesteron und Testosteron entsprechend den biologischen Erfordernissen. Doch bei Eintreten bestimmter Situationen schaltet sich unabhängig vom Alter ein anderer Regulationsmechanismus ein, den Hamer die "hormonale Pattsituation" nennt, eine Art "Stillstand" der männlichen bzw. weiblichen Hormone, damit die Person ihre jeweiligen geschlechtsspezifischen Besonderheiten verliert: Aggressivität und aktive Sexualität beim Mann, Unterwürfigkeit und Begierde bei der Frau. In der Natur ist das Wolfsrudel ein gutes Beispiel dafür.

Der verrückte Wolf

Bei den Wölfen ist das dominante Männchen für die Abgrenzung des Reviers zuständig, läuft immer mit erhobenem Schwanz durch die Gegend und ist der einzige Wolf, der die Weibchen decken darf. Die anderen Männchen der Gruppe befinden sich in einer hormonalen Pattsituation, um ihre Aggressivität dem Rudelführer gegenüber und ihre sexuellen Impulse herabzusetzen. Sie sind die "zweitrangigen Wölfe", laufen immer mit eingezogenem Schwanz herum, haben kein Recht, sich zu paaren, und erleben ständig einen "Revierverlustkonflikt". Es kann jedoch sein, dass sich unter diesen zweitrangigen Wölfen ein verrückter Wolf befindet, der gleichzeitig neben dem Trauma des Revierverlusts noch irgendeinen anderen Konflikt erlebt hat und deshalb in eine "schizophrene Konstellation" geraten ist. Das ist der "Clown" in der Gruppe, der Schelm und Hofnarr, der immer Lust zum Spielen hat, den Weibchen neckisch in die Pfoten beißt, auf den man sich nicht verlassen kann, außer wenn Folgendes passiert:

Bei einer Jagdpartie stirbt der dominante Wolf. Das Rudel ohne Rudelführer ist wie ein Schiff ohne Steuermann, doch keiner der "untergeordneten Wölfe" kann Rudelführer werden, weil er aufgrund des wiedergefundenen Reviers an einem Infarkt sterben würde. Nur der "verrückte Wolf" ist in der Lage, zumindest vorübergehend die Führungsrolle zu übernehmen: Seine schizophrene Konstellation, die ein Reparatur-Ödem im Gehirn verhindert, bewahrt ihn vor dem Tod. In der Natur ist alles wunderbar harmonisch geregelt!

DEPRESSION

Die Depression kann verschiedene Formen annehmen und von Apathie oder Mangel an Lebenslust bis zu schweren Depressionszuständen reichen, in denen die Person sich niedergeschlagen und wie unter einer Bleidecke fühlt. Sie weint ständig, ist in der Vergangenheit gefangen und nicht in der Lage, Pläne für die Zukunft zu machen. Die Person befindet sich also in einem Zustand, der ihr jegliche Kraft zum Reagieren raubt. Durch nichts können diese Personen aus diesem Zustand aufgerüttelt oder dazu veranlasst werden, sich selbst "einen Tritt in den Hintern" zu geben. Sie können es einfach nicht, sie haben keine Energie mehr. Bei ihnen liegt also eine "schizophrene Konstellation" vor (d.h. neben dem Revierverlustkonflikt ist noch ein anderer Konflikt aktiv), und sie befinden sich in einer "hormonalen Pattsituation". Die Frau erlebt einen Rückgang ihrer weiblichen Hormone und wird männlicher, während der Mann weiblicher wird. Deshalb treten auch bei Frauen, die in die Wechseljahre kommen, häufig parallel dazu Depressionen auf, denn in ihrem Körper geht das Östrogen zurück (in diesem Fall auch die tatsächlich produzierte Menge) und die männlichen Hormone nehmen entsprechend zu. Bei einem leichten Vorherrschen der weiblichen Hormone hingegen kommt es in der Regel zu einer manischen Depression mit hysterischen Zügen. Aufgrund des Zustands der Niedergeschlagenheit, in dem sich die Person befindet, ist es unmöglich, gleich die Lösung des Konflikts anzustreben. Hamer zufolge muss man aber dafür sorgen, dass die Person sich lange ausspricht, und sie gleichzeitig mit der Gabe von Vitamin E (das die Hormon-produktion stimuliert) unterstützen. Sollte das nicht ausreichen, können vorübergehend auch Hormone eingenommen werden. Antidepressiva sind möglichst zu vermeiden, da sie den Patienten in einem Sympathikotonie-Zustand halten. In der konflikt-aktiven Phase löst der erhöhte Cortisongehalt im Blut Stress aus, während sich der Cortisonspiegel nach der Konfliktlösung wieder normalisiert und Müdigkeit und Ruhe eintreten.

Eine Frau, die in die Wecheljahre kommt, kann dies als Zustand erleben, der ihr keinen Platz mehr im "Nest" lässt. Sie fühlt sich als Frau wertlos, da sie nun die Fortpflanzungsfunktion nicht mehr erfüllen kann, für die sie eigentlich programmiert ist (für die wir alle zur Erhaltung der Spezies programmiert sind). An diesem Punkt fühlt sie sich schuldig. Deshalb verfallen Frauen in dieser Lebensphase häufig in Depressionen und kommen wieder heraus, wenn der Gynäkologe ihnen Hormone verschreibt.

Zusammenfassend gilt also: Depression = "hormonelle Pattsituation" + "schizophrene Konstellation", in der sich einer der Konflikte mit Sicherheit um den Revierverlust dreht. Das ist die explosive Mischung, die den Auslöser für alle Depressionen bildet.

KAPITEL II

Den werdenden Müttern gewidmet

«Woher komme ich? Wo hast du mich gefunden?», fragt das Neugeborene seine Mutter.
Mit einem lachenden und einem weinenden Auge drückt sie das Kind an ihre Brust und antwortet ihm:
«Mein Schatz, du warst in meinem Herzen verborgen, du warst mein Herzenswunsch.
Du warst in den Puppen meiner Kindheit. Als ich jeden Morgen aus Ton das Ebenbild meines Gottes formte, warst du das Wesen, das ich formte und immer wieder formte.
Du warst mit der Gottheit auf unserem Hausaltar. Indem ich sie anbetete, betete ich auch dich an.
In all meinen Hoffnungen, in all meinen Lieben, in meinem Leben, im Leben meiner Mutter bist du es, der gelebt hat.
Der unsterbliche Geist, der Haus und Herd beschützt, hält dich seit Urzeiten liebevoll an seine Brust gedrückt.
In meiner Kindheit, als mein Herz sich wie Blütenblätter zu öffnen begann, hülltest du es ein wie ein betörender Duft.
Deine zarte Frische machte meine jungen Glieder samtig wie der Widerschein von Tau, der der Morgendämmerung vorausgeht.
Du, kleines Himmelswesen, das das Licht der ersten Morgenstunde zur Zwillingsschwester hat, bist von den Wellen des Lebens zu mir getragen und schließlich in mein Herz gelegt worden.
Während ich dein Gesicht betrachte, verschlingt mich das Mysterium.
Du, der du allen gehörst, bist mir geschenkt worden!
Aus Angst, dass du mir entwischen könntest, drücke ich dich fest an mein Herz. Was für ein Wunder hat der Schatz der Welt meinen schwachen Armen anvertraut?»

(Rabindranath Tagore)

Die Weisheit der Katzen

Im Hof unseres Hauses steht noch eine kleine baufällige Hütte, die von streunenden Katzen vereinnahmt worden ist. Da ist der große weiße Kater mit seinem Gefolge, zwei unterwürfigen Katern und drei schönen Katzenweibchen, die läufig werden, wann die Natur es will. Wenn es soweit ist, ist die Nacht erfüllt von ohrenzerreißender "Katzenmusik". Der große weiße Kater beginnt mit seinem Werben. Nach ein oder zwei Tagen kehrt wieder Ruhe ein, doch die schönen Katzenweibchen lassen sich auf dem Dach der Hütte nicht mehr blicken. Sie haben sich in irgendeinen ruhigen Winkel verzogen, "bereiten das Nest vor" und widmen sich ihrer Schwangerschaft. Nur wenn wir ihnen Futter hinstellen, sehen wir, wie sie vorsichtig näher kommen, um zu fressen, und sich dann wieder so schnell wie möglich zurückziehen. Die Monate vergehen und eines Tages tauchen die Katzen stolz mit drei bis vier struppigen, auf unsicheren Beinen gehenden Kätzchen im Schlepptau auf. Durch das Beobachten der Tiere können wir viel lernen. Bis zu dem Tag, an dem die Kätzchen nicht in der Lage sind, für sich selbst zu sorgen, lässt die Mutter sie nie alleine. Und sobald sich eines von ihnen entfernt, beginnt es laut und herzzerreißend zu miauen, um die Mutter zu rufen. Die Katzenmutter ist sein einziger Rettungsanker. Denn sobald es sich von ihr entfernt, schwebt es in Lebensgefahr. Ein Hund kann es töten. Das steht in den Genen der Spezies so geschrieben!

Die Zeit der Schwangerschaft ist äußerst heikel und komplex. Ein neues Wesen ist dabei, sich im Bauch der Mutter zu bilden. Es braucht dazu nur Ruhe, Gelassenheit und Sanftheit. Alle Traumen, die die Eltern in diesen neun Monaten erleben, können sich auf das Kind auswirken. Dazu kommt, dass es seinerseits gleichzeitig noch einen eigenen Konflikt durchmachen kann, der es möglicherweise soweit treibt, dass es sich unerwünscht fühlt. Das ist die typische Situation, die zu einer Fehlgeburt im dritten Monat führt.

In den meisten modernen Krankenhäusern wird das Kind unmittelbar nach der Geburt von der Krankenschwester gewaschen, angezogen und wie alle anderen Babys in ein Bettchen gesteckt. Das Neugeborene ist violett im Gesicht, schreit aus vollem Halse, aber keiner kümmert sich darum. Es ruft nach seiner Mutter, der einzigen Person, die verhindern kann, "dass es von einem wilden

Tier gefressen wird" - die Angst aller Tier- und Menschenkinder ohne Mama. Wenn es dann vom Kranken-haus nach Hause kommt, hat es auch da sein eigenes Zimmer mit seinem Bettchen. Jedes Mal, wenn die Mutter es zum Schlafen hinlegt und das Licht ausmacht, fängt das Kind zu schreien an. Es ist von seiner Mutter getrennt und ruft verzweifelt nach ihr, denn die Nacht ist noch gefährlicher als der Tag. Lernen wir also von den Katzen!

Die afrikanischen Frauen, die sehr viel naturnäher leben als wir, tragen ihre Kinder, was immer sie tun und wohin sie auch gehen, auf dem Rücken mit sich herum. Und das Neugeborene hat überhaupt keine Einschlafprobleme. Bis zum Kindergartenalter brauchen die Kleinen den Kontakt zur Mutter: Sie können sich noch nicht um sich selbst kümmern und erleben, wenn sie allein gelassen werden, einen Trennungskonflikt. Deshalb sind im Kindesalter Erytheme, Ekzeme, Hautrötungen und Pusteln an der Tagesordnung.

Der *Kreissägenkonflikt* ist ein typischer Fall, der von Hamer häufig zitiert wird. Auf den alten Bauernhöfen zersägten die Bauern ihr Holz mit einer Kreissäge im Hof. Oft kam es dabei vor, dass eine werdende Mutter zur selben Zeit ganz in der Nähe vorbeiging. Das Geräusch der Säge beim Holzschneiden ist äußerst schrill und durchdringend und wird von dem Kind im Bauch als das Knurren eines Löwen in der Savanne interpretiert. Das Kind erlebt ein Trauma vom Typ: "Ich möchte fliehen, kann aber nicht!" Viele dieser Kinder wurden mit Beinlähmungen geboren.

Keine Angst!

Nichts ist vollkommen, alles kann noch verbessert werden. Nichts ist statisch, alles ist in Bewegung, sonst gäbe es kein Leben. Im jetzigen Stadium unserer Evolution sind die Gesetze der *Neuen Medizin* das Beste, was uns zur Verfügung steht, um aus unseren Problemen herauszukommen: Sie erzeugen keine Traumen, Leiden oder Verstümmelungen. Allerdings sind sie nur dann wirksam, wenn wir bereit sind, die Verantwortung für uns selbst zu übernehmen und zu akzeptieren, dass wir selbst "unseres Glückes Schmied" sind, d.h. unsere Heilung in der Hand haben, ohne diese

Verantwortung auf andere abzuwälzen. Es ist natürlich sehr viel einfacher, sie an andere abzugeben, als den Mut aufzubringen, in die finstersten und verborgensten Winkel unseres Lebens vorzudringen, da diese Reise häufig mit schmerzlichen Erfahrungen einhergeht und einige Über-raschungen zu Tage fördern kann. Doch wie so oft, gilt auch hier: Je härter die Prüfung ist, die es zu bestehen gilt, desto höher ist der Gewinn für unsere persönliche Entwicklung. Um ein banales, aber dennoch aussagekräftiges Beispiel anzuführen: Es ist, als habe man bis dahin im Erdgeschoß eines Gebäudes gelebt und ziehe nun in den vierten Stock um. Die Sicht auf die Welt um uns herum nimmt eine ganz andere Dimension an. Nehmen Sie sich also ein Herz, und haben Sie keine Angst: Angst ist eine Tür, die leider alles hereinlässt. Guten Umzug!

Rückblickend möchten wir hier noch einmal darauf hinweisen, dass der Schlüssel für die Heilung die Überwindung des emotionalen Traumas ist. Das ist die unabdingbare Bedingung, damit das Gehirn seine Befehle umkehren und "das Schiff" sozusagen vom stürmischen, offenen Meer wieder in die ruhigen Gewässer des Hafens zurückkehren kann, vorausgesetzt dem Schiff geht auf dem Rückweg nicht der "Kraftstoff" aus. Wenn das eintritt, sind alle Therapieformen willkommen, die in der Lage sind, den leeren Tank wenigstens etwas aufzufüllen, sei es durch Allopathie, Akupunktur, Homöopathie, Prano-therapie oder gar Sitzungen mit Schamanen und "Wunder-heilern". Und zuletzt darf Folgendes nicht vergessen werden: Wie unser Körper nach einem harten Arbeitstag die Nacht zum Ausruhen braucht, so braucht auch unsere Seele nach einem Leben mit vielen evolutionären Anstrengungen ihre Ruhephase. Und es ist unsere Seele, die entscheidet, wann der Moment dafür gekommen ist.

KAPITEL III

In erster Linie nicht schaden

Ärzte, Spezialisten, Chirurgen, Biologen und Forscher beschäftigen sich in der Regel viele Jahre ihres Lebens damit, sich über Tausende von Buchseiten gebeugt jedes winzige Detail des menschlichen Körpers, jede Krankheit mit der entsprechenden Therapie sowie eine Unmenge von chemischen Formeln anzueigenen. Das ist die Richtung, die ihnen von der Schulmedizin vorgegeben wurde, die sie als richtig und gut übernommen und ihr ganzes Leben lang eingehalten haben. Es muss ungeheuer hart für sie sein, sich zu überwinden, auch nur einen Blick auf diese Seiten zu werfen, die die alten Überzeugungen und Gewissheiten über den Haufen werfen. Aber was haben sie denn im Grunde zu verlieren? Im Gegenteil, sie können nur dazugewinnen. Denn sie sind es, die jeden Tag mit der Praxis konfrontiert sind und dort – jeder in seinem Fachbereich – die Gesetze der *Neuen Medizin* überprüfen und anschließend die Therapien zum Vorteil der Patienten entsprechend abwandeln können. Wie immer kann man die Dinge von zwei Seiten sehen: Das ist die alte Geschichte vom Glas, das halb voll oder halb leer sein kann.

Zum Abschluss der Reise

Mit diesem Buch wollten wir aufzeigen, dass die Dinge nicht wirklich so sind, wie man uns glauben machen will: Nicht nur der Begriff "Krankheit" sollte im positiven Sinne eine Neudefinition erfahren und als biologisches Sonderprogramm zum Überleben des Einzelnen und der Spezies angesehen werden, auch der Kranke sollte nicht länger nur als eine von der Realität losgelöste Ansammlung von Zellen betrachtet werden, sondern vielmehr als Person in ihrer Gesamtheit mit Seele, Gefühlen, Verstand und Körper – ein Individuum, das eine Lebensgeschichte und eine Erziehung hinter sich hat. Jeder Augenblick in seinem Leben wird bestimmt von der Zusammenwirkung der vergangenen Erfahrungen, und jeder Mensch ist Teil des Ganzen, auf das er eine Wirkung ausübt und von dem er beeinflusst wird. Wenn all dem keine Beachtung geschenkt wird, ist es unmöglich, die Mechanismen und die Bedeutung der verschiedenen Krankheiten zu begreifen.

Das große Verdienst Dr. Hamers ist es, dass er die Grundlage für eine "menschlichere" Medizin geschaffen hat, deren therapeutischer Ansatz sich in wenigen Worten zusammenfassen lässt, die die Weisen der Welt schon seit Urzeiten predigen:

Liebe deinen Nächsten (dich eingeschlossen).
Achte ihn in seiner Gesamtheit,
mit seiner Lebensgeschichte,
in seiner einzigartigen Seinsweise.

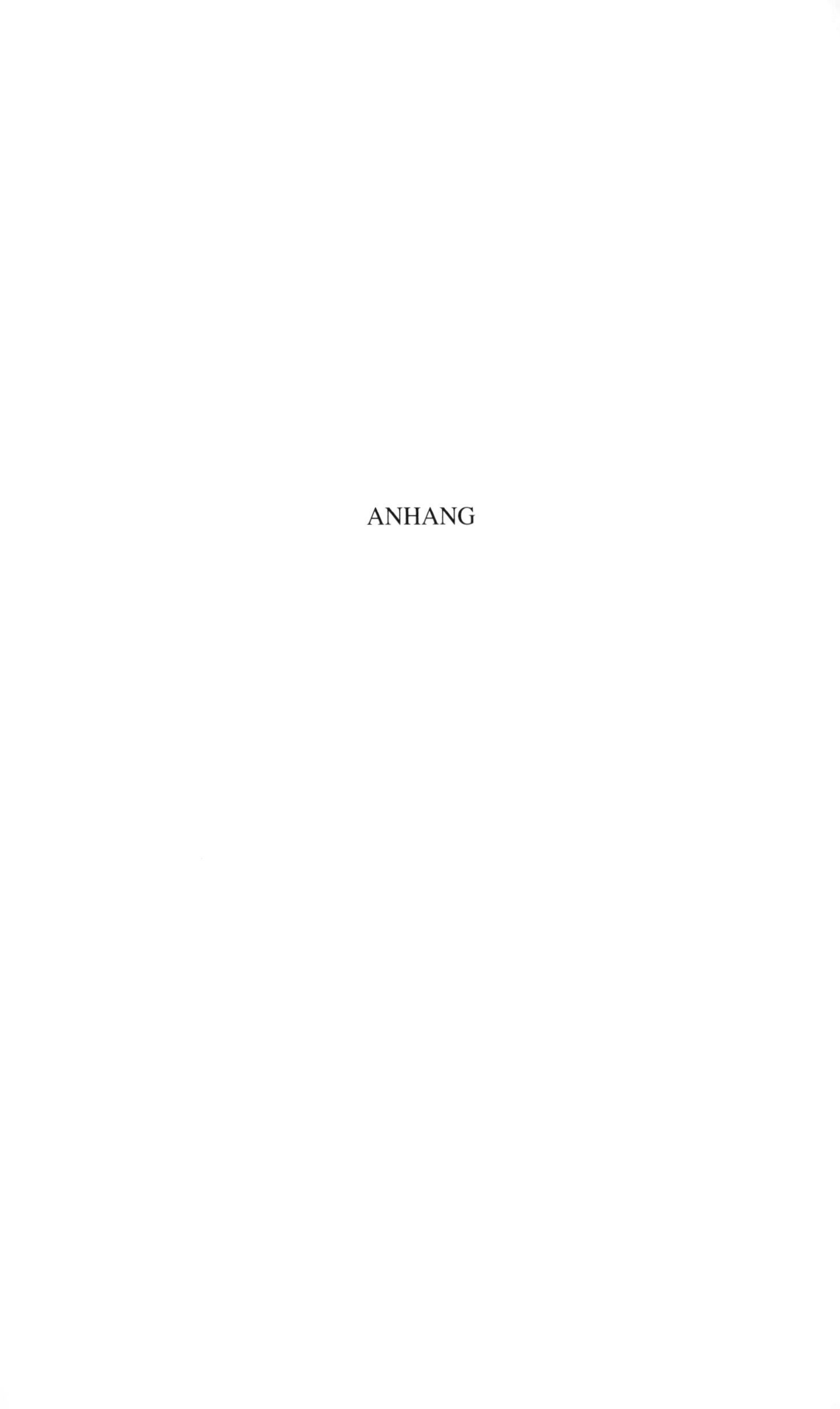

ANHANG

TRNAVSKÁ UNIVERZITA

Hornopotočná 23, 918 43 Trnava

AMTLICHE BEGLAUBIGUNG

Diese Photokopie stimmt mit dem uns vorgelegten Original in allen Teilen überein.

Herisau, den 17. Sep. 1998

GEMEINDEKANZLEI HERISAU
Der Gemeindeschreiber

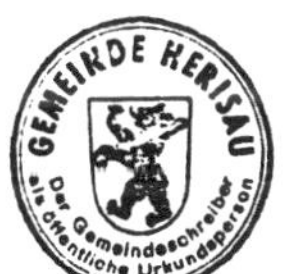

i. V. Balmer

BESTÄHTIGUNG

Am 8.9. u. 9.9.1998 wurde am Onkologischem Institut Hl. Elisabeth in Bratislava und Onkologischen Abteilung des Krankenhauses in Trnava sieben Patientenfälle mit ingesamt mehr als 20 einzelnen Erkrankungen in Gegenwart des Prorektors der Universität Trnava, des Dekans der Fakultät für Pflegewesen und Sozialwesen der Universität Trnava und ingesamt 10 Dozenten und Professoren untersucht (ärztliche Protokolle von diesen Fällen, die durch Dr. Hamer gemacht wurden, sind in der Beilage). Es sollte festgestellt werden, ob nach naturwissenschaftlichen Regeln der Reproduzierbarkeitsprüfung die Verifikation seines Systems festgestellt werden konnte.

Dies war der Fall.

Von den jeweils etwa 100 Fakten, die man bei jeder Einzelerkrankung nach den Regeln der "Neuen Medizin" abfragen kann, konnten zwar in Ermangelung vollständiger Untersuchungsbefunde nicht alle Fakten abgefragt werden, aber die abgefragten Fakten zeigten, dass alle Naturgesetze der "Neue Medizin" erfüllt waren.

Die untergezeichneten nehmen deshalb mit hoher Wahrscheinlichkeit als gesichert an, dass seine Präsentation in zwei Überprüfungskonferenzen bewies sein System mit gröster Warscheinlichkeit. Wir schätzen sehr hoch das menschliche, ethische und geduldige Engagement Dr. Hamers und seinen neuen ganzheitlichen Zutritt zum Patienten. Nach Berücksichtigung aller dieser Faktoren, haben wir den Eindruck gewonnen, dass die Frage der möglichts baldigen Anwendung der "Neuen Medizin" dringend weiterverfolgt werden sollte.

Trnava 11.9.1998

prof.MUDr.J.Pogády,DrSc, Prof.f.Psychiatrie, Vors.der Kommission ....

prof.MUDr.V.Krčméry,DrSc, Dekan der Fakultät ....

doc.RNDr.J.Miklosko,DrSc, Prorektor f.Forschung

GLOSSAR

Adrenalin: *Hormon des Nebennierenmarks.*

Aldosteron: *Hormon der Nebennierenrinde.*

Antibiotikum: *Substanz, die die Vermehrung von Mikroorganismen verhindert oder diese zerstört.*

Arterie: *vom Herzen wegführendes Blutgefäß.*

Azinuszellen: *Zellen der Bauchspeicheldrüse, die Enzyme für die Verdauung absondern.*

Bakterien: *Einzeller unterschiedlicher Formen, die bei der Zersetzung mitwirken.*

Bindegewebe: *Gewebe, das die verschiedenen Organe verbindet und stützt.*

Bronchien: *Verzweigungen der Luftröhre.*

Bronchitis: *Entzündung der Bronchien.*

Derma: *die Hautschicht unter der Epidermis.*

Diabetes: *durch Störung der Bauchspeicheldrüsenfunktion bedingte Erkrankung.*

Dialyse: *künstliche Reinigung des Blutes von Giftstoffen bei mangelhafter oder fehlender Nierenfunktion.*

Eierstöcke: *weibliche Geschlechtsdrüsen.*

Ektoderm: *äußeres embryonales Keimblatt.*

Ekzem: *Hauterkrankung*

Embryonale Keimblätter: *Es gibt drei embryonale Keimblätter: Entoderm, Mesoderm und Ektoderm, aus denen die Gewebe und Organe des menschlichen Körpers hervorgehen.*

Endokrine Drüse: *Drüse, die die von ihr gebildeten Hormone direkt in das Blut abscheidet.*

Endometrium: *die Gebärmutterschleimhaut.*

Entoderm: *inneres embryonales Keimblatt.*